U0247228

最強の糖質制限

ガイドブック

みるみるやせる・血糖値が下がる

[日] 水野雅登 著　郭勇 译

控糖生活

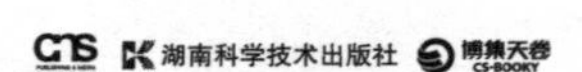

目 录
Contents

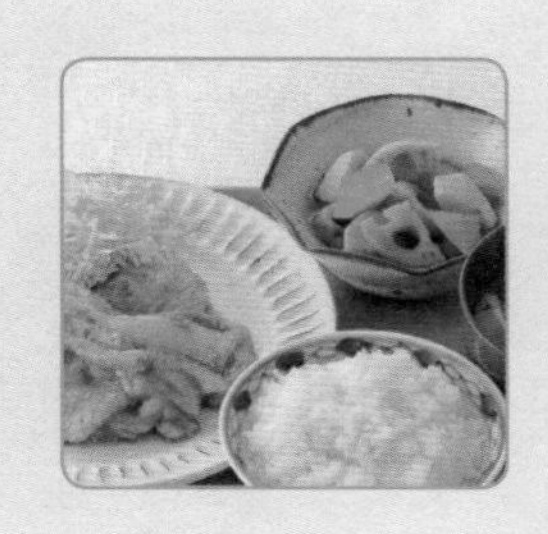

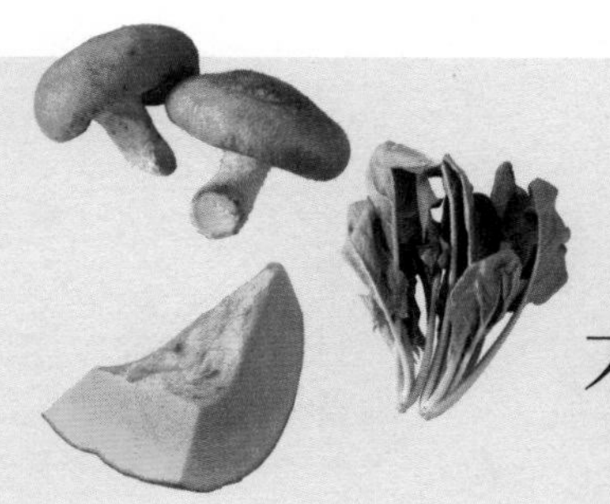

1

第一章

一目了然！不同食物的含糖量指南

027

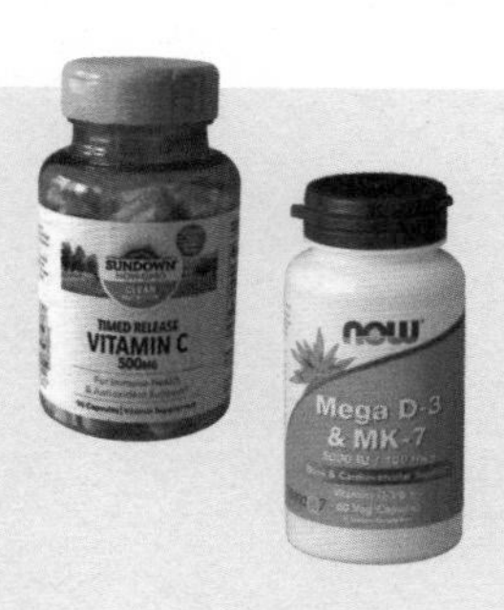

2

第二章

糖质为什么对身体不好？

057

序章

越吃越健康的新观念：控糖生活

对我们身体健康
影响最大的因素
是什么？

是“观念”。

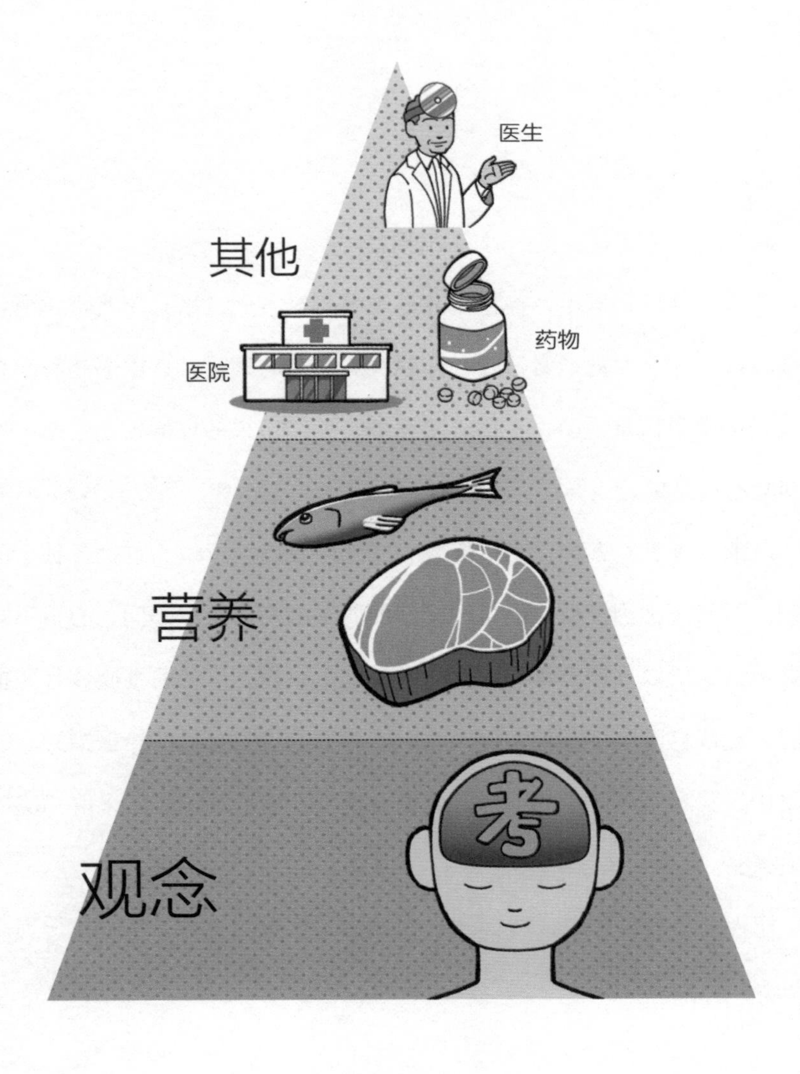
健康金字塔
医生
其他
药物
医院
营养
考
观念

左右您身体健康的是您的“观念”

首先，感谢您花宝贵的时间阅读这本书。

我是一名内科医生，控糖是我的重要研究方向，平日里我把诊所作为战斗一线，为高血糖患者诊疗，实践我所研究的理论。这本书是我结合当前最新的医学信息，根据各种真实案例，总结出来的控糖饮食指南，希望能对您有所帮助。

所谓各种真实案例，是指保健、减肥以及以糖尿病为首的各种生活习惯病。虽然统称为控糖，但每种案例的朋友的身体状况不同、心情不同、目标不同，所以，针对每种案例的内容也不一样。读者朋友应该首先搞清状况，确认自己属于哪种案例，然后才能采取最为合适的控糖措施。在这本书中，我将站在医生的立场，教您分辨自己的情况，然后采取相应的控糖措施。

作为一名内科医生，15 年来，我诊治了大量的患者，从中我得到一个核心的启示，那就是人维持健康的一个大前提，我想先把这个大前提告诉大家。

一提到左右人身体健康的因素，大家首先想到的可能是饮食习惯、医疗、运动、体质等。这些因素虽然也很重要，但它们并不是根本，其实它们都建立在一个更大的前提之上。

那便是“观念”。对健康来说，什么最重要？什么该优先考虑？这种对于健康的思考和判断，才会让我们选择怎样的饮食、怎样的运动以及接受怎样的医疗。

接下来第二重要的是根据自己的观念所摄取的“营养”。

构成我们身体的是蛋白质、维生素、矿物质等营养素。无法摄入充足的营养，我们就没法构筑健康的身体。但同时，也有一些营养需要我们控制摄入，因为已经摄入太多了。我想大家已经知道答案了，该控制摄入的就是“糖质”。

如果有了正确的观念，又摄入了充足的营养，最后健康还是出了问题，那作为最终手段，我们才选择吃药和就医。换句话说，我们首先应该掌握正确的健康观念，并对自己摄入的营养进行合理的管理。借助外部力量（吃药、就医），则是最后的一个选择。

第 5 页的“健康金字塔”将这个保健逻辑清晰地描绘了出来。

关于营养的观念，正在发生剧烈变化

在医学和营养学领域，以前的很多常识性认识，如今却变成了非常识，或者说被否定、推翻了。

典型的例子就是所谓“平衡饮食”。以前，日本人认为“碳水化合物六成、蛋白质两成、脂肪两成”是最为平衡的食物搭配比例。医院的病号饭基本上都是按照这个比例搭配的。

但是，我说这种所谓的平衡比例，并没有医学的、科学的理论作为支撑，您是不是觉得很吃惊？说实话，这个所谓的平衡饮食比例只不过是“以稻米为主食的日本人根据自己的饮食习惯臆想出来的”罢了。也就是说，随着营养学和医学的进步，已经证明日本以前提出的所谓平衡饮食，完全没有科学根据。但讽刺的是，那个平衡饮食比例，曾经是日本在国家层面大力推广的饮食保健方案。

另外，“卡路里（热量）”这项营养摄入指标也已经成为“旧时代的遗物”。

原本，“卡路里”就是指燃烧食物所释放的热量能把水的温度提高多少度，和人体内的消化、吸收和代谢完全没有关系，和营养更是不沾边。例如，200 千卡的大米饭和 200 千卡的肉类，虽然热量相同，但它们分别含有的营养物质完全不一样。大米饭吃进肚子里，几乎全部变成糖质，和白砂糖没什么区别。而肉类中则含有蛋白质、脂肪、维生素等多种营养成分。可是，从热量的数字上来看，两者是具有同等热量的食物，而实质内容却相差很大。

从“碳水化合物占六成”的饮食比例，我们也看得出来，在以往的常识中，“糖质必不可少”的观念根深蒂固。

可是现实中，即使我们完全不摄取糖质，只要摄取蛋白质或脂肪，在体内也能合成葡萄糖。这叫作“糖新生”。可见，对人体来说，糖质并不是人体必不可少的能量源。

以前，“脂肪对身体不好”的观念广为流传，可是 2015 年，日本已经废止了胆固醇的摄取标准。因为科学家和医学家发现，摄取脂肪不会对心脏和血管造成任何影响。

诸如此类，以往关于营养的普遍常识，很多都已经被颠覆了。

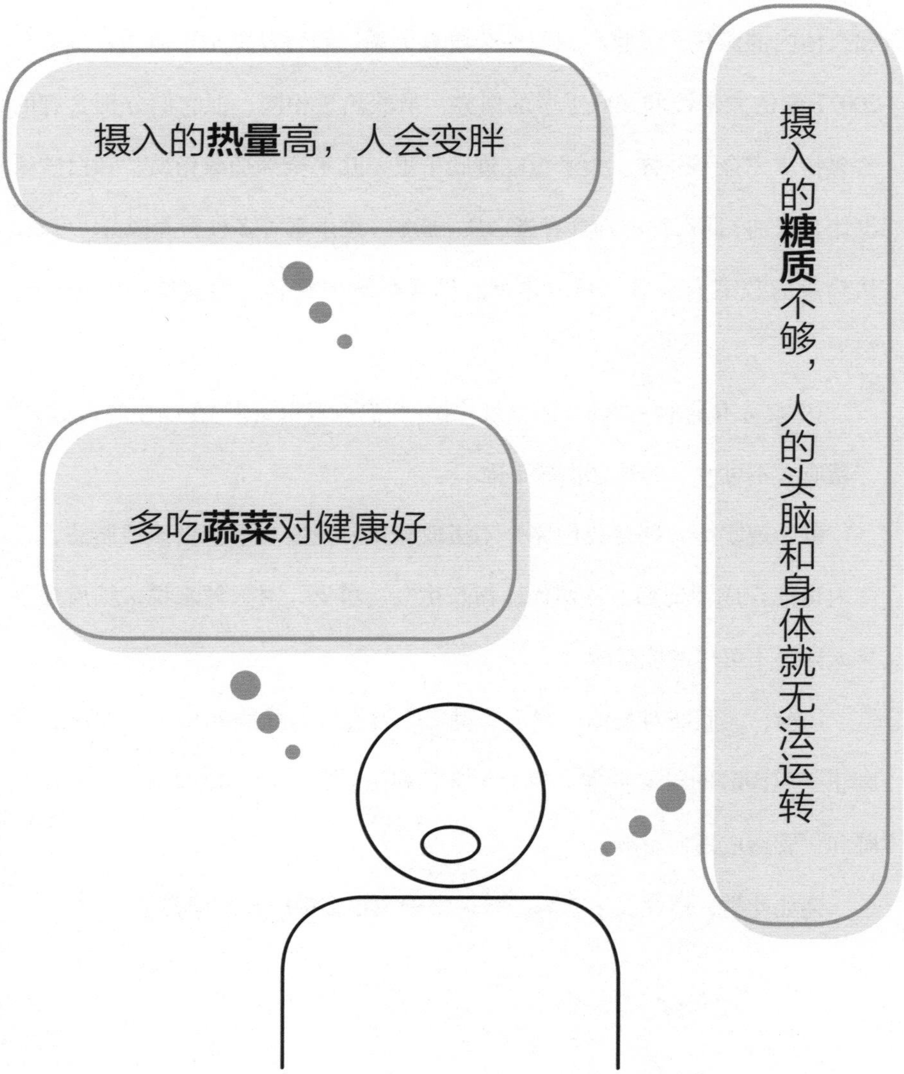

摄入的**热量**高，人会变胖

多吃**蔬菜**对健康好

摄入的**糖质**不够，人的头脑和身体就无法运转

以往的观念

限制**热量**摄入，毫无根据

最优先摄入**蛋白质**和**铁**

糖质是生活习惯病的根源，还能让头脑变得迟钝

本书的观念

我们为什么要限制糖质摄入？

有句俗话说得好，“你吃什么就会变成什么”。我们的身体当然是由我们摄入的食物所构成。您想让自己的身体变成什么样，就吃什么样的食物。

但是，现在东亚人的餐桌上，多是大米饭、馒头、面包、面条、糕点等碳水化合物食物，一不留神的话，就容易摄入过多的糖质。而过度摄入糖质和各种生活习惯病有着密不可分的关联。

生活习惯病中最具代表性的就要数糖尿病。现在，糖尿病患者和糖尿病高危人群加起来，在日本已经超过 2000 万人。相当于每 6 个日本人中就有 1 人患有糖尿病或属于糖尿病高危人群，堪称“国民疾病”。

能够直接提升血糖值的物质，只有糖质。占糖尿病患者九成以上的 2 型糖尿病中，遗传因素有一定的关系，但主要原因就是糖质摄入过多。糖尿病的恐怖之处在于它的三大并发症（糖尿病性神经障碍、糖尿病视网膜病变、糖尿病性肾病）。

糖质摄入过多还会引起动脉硬化。糖质进入体内后变成葡萄糖，附着在血管壁上对血管壁造成伤害。另外，因摄入糖质而刺激分泌的胰岛素还会对血管形成刺激，造成血管损伤。结果，造成高血压和心脏病变。

另外，糖质和阿尔茨海默病也有脱不开的干系。统计的调查结果显示，糖尿病患者患上阿尔茨海默病的风险是普通人的 2 倍，使用胰岛素的糖尿病患者患上阿尔茨海默病的风险是普通人的 4 倍。体内胰岛素水平升高的话，β 淀粉样蛋白就会增加，而 β 淀粉样蛋白可以导致脑萎缩。另外，还有一种脑血管性痴呆，这种病的成因归结于动脉硬化，而前面讲过，糖质也是造成动脉硬化的主要原因之一。

实际生活中，我们调查过阿尔茨海默病患者的日常饮食，结果发现大多以糖质为主。

近年来，关于糖质与癌症风险的研究，也取得了进展。科学家发现，癌细胞的营养来源是葡萄糖。所以，大量摄入糖质，相当于滋养了癌细胞。

根据 2017 年《人口动态统计》，日本人死亡原因中的第一位是“恶性肿瘤（癌症）”，第二位是“心脏疾患”，第三位是“脑血管疾患”。而糖质不仅滋养癌细胞，还会损伤血管。由此可见，说糖质是日本人的第一杀手，一点也不为过。

传统的日常饮食，让我们生病

长期以来，日本推行“碳水化合物六成、蛋白质两成、脂肪两成”的所谓理想平衡饮食。下页照片中的餐食搭配就逼真再现了这种平衡比例，日本人一般以米饭作为主要食物。表面看起来这样的搭配没什么问题呀，长期以来大多日本家庭也是这样吃的。

但是，这套菜单中的总含糖量为97.6克。如果一块方糖重3克，那么这顿饭的含糖量相当于32.5块方糖，是不是有点吓人？如果让您一次性吃32块方糖，您吃得下去吗？可是，吃一顿这种传统的平衡饮食，您却毫无抵触感。这就是一个巨大的陷阱。

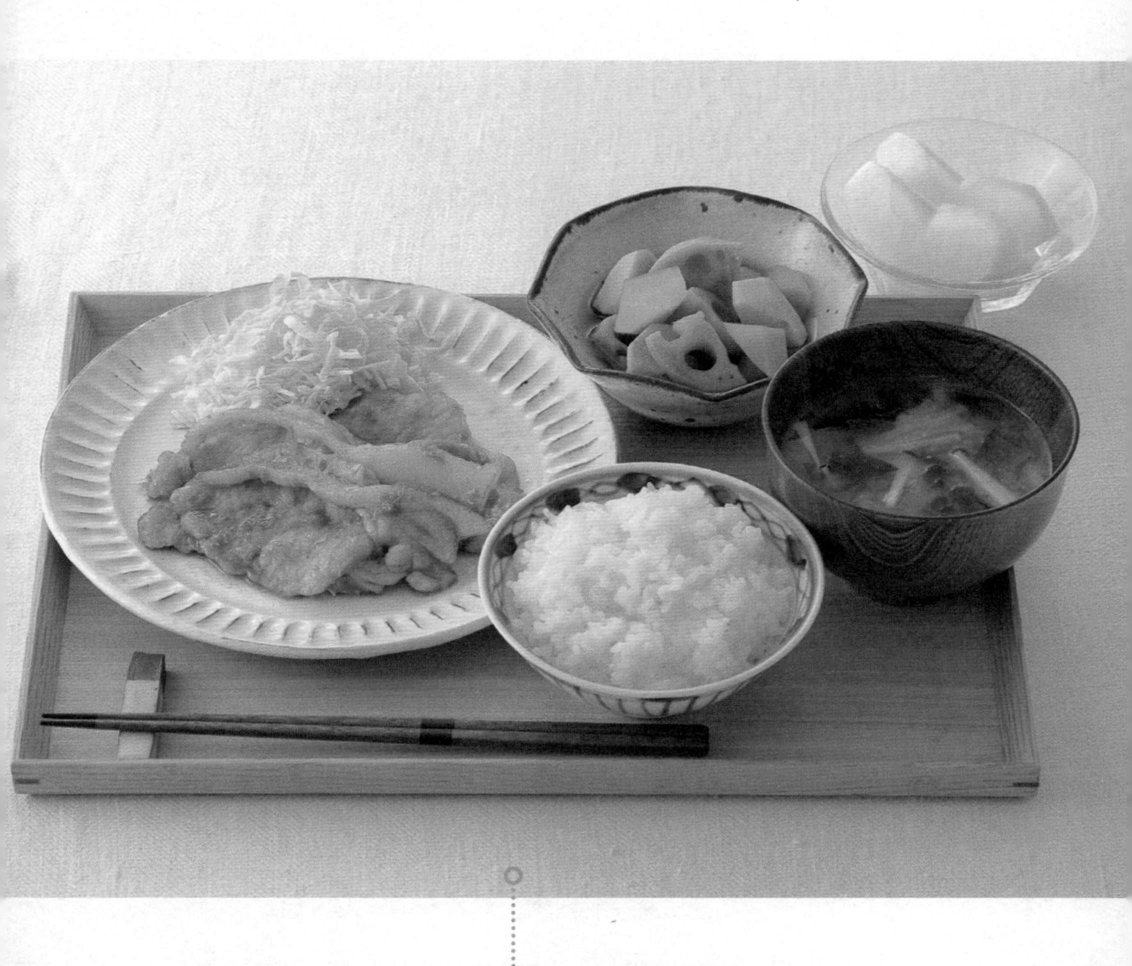

传统的“平衡饮食”的例子

糖质 =97.6克 → 过多！

32.5块方糖

动物性蛋白质 =9克
（猪肉 75 克）

铁 =1.9毫克

所谓的“健康饮食”，一样让我们生病

前些年日本还流行过一阵“健康饮食”，提倡者主张“多吃蔬菜和豆类”“控制摄取肉类和油脂”，以糙米和蔬菜为主——如下页图中所示的菜单。这种饮食搭配看起来挺健康，但细算一下，总含糖量也达到了 85.7 克，相当于 28 块方糖。而且，与前一页的“平衡饮食”相比，这个所谓的“健康饮食”问题更大，因为它所含蛋白质不足。长期坚持这种所谓健康饮食的朋友，如果检查一下血液的话就会发现，他们基本上都有重度蛋白质不足的情况。可见，所谓的健康饮食，也是一个巨大的坑。

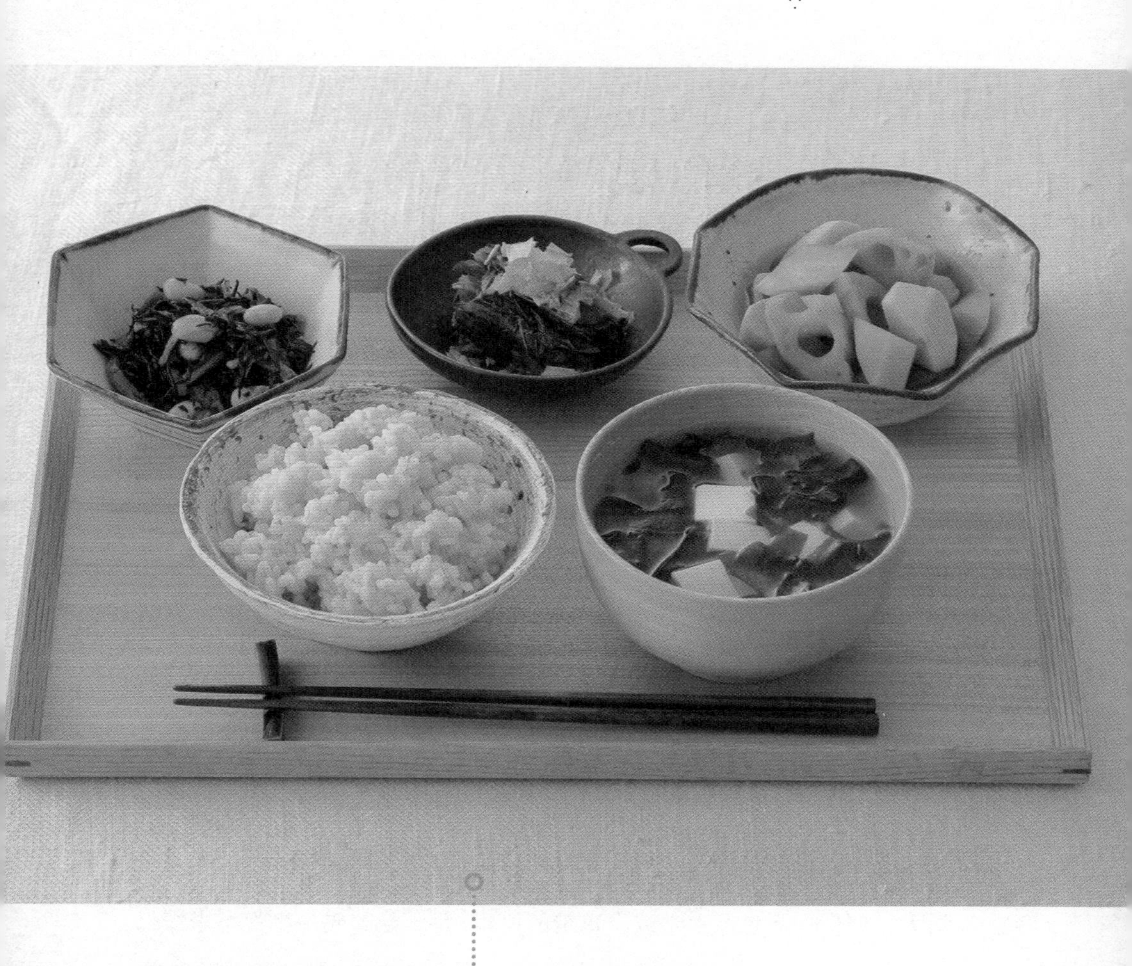

以蔬菜为中心的“健康饮食”的例子

糖质 =**85.7**克 → 过多！

动物性蛋白质 =0克 → 完全没有！

28.6块方糖

铁 =6.9毫克

大多数糖质都是我们身体不需要的

从很小的时候起，家庭和学校就教育我们要好好吃饭，这里所说的“好好吃饭”是指要多吃大米饭和面包等主食，所以，在我们的观念中一直认为以碳水化合物为主的饮食习惯是理所当然正确的。而且，国家还推荐“能量的六成应该来自碳水化合物”的饮食方案，即使大家不太在意国家推荐的这种方案，但对一般家庭来说，一日三餐吃的碳水化合物也只比六成多，不会比六成少。也就是说，一般人能量的来源有六成以上都是糖质。

请大家回忆一下自己上学或上班带的便当，是不是起码一半都是米饭，剩下的一半才是配菜？而米饭基本上都是糖质，所以可想而知，这样的便当起码有六成以上是糖质。

如果人摄取的食物中有六成都是精制的米、面粉，那么会发生什么事情呢？第一是糖质摄取过度，第二则是营养失衡。

前面也讲过，糖质是能够直接影响血糖值的唯一营养素。过度摄入糖质可以急剧升高血糖值（血糖值尖峰），从而提高患糖尿病和动脉硬化的风险。

而且，说到营养物质，我们不得不分析一下我们日常所吃的米、面。实际上，经过精细加工的米、面粉，已经丧失了绝大部分的维生素和矿物质等营养物质，可以说精米、精面就是纯度很高的糖质。虽然它们吃起来没有白砂糖那么甜，但进入腹中其实和白砂糖是一样的东西。如果一天之中所吃的食物中有一半以上是白砂糖，那么摄入的其他重要营养物质，如维生素、矿物质、蛋白质、脂肪等就会不够。顺便提一句，在营养学上有“必需氨基酸（蛋白质）”“必需脂肪酸（脂肪）”的说法，却没有“必需糖质”的说法。从重要性来看，蛋白质、脂肪绝对要比糖质重要得多，而且它们是人体必不可少的营养物质。

早些年，脚气曾在日本大规模蔓延，甚至形成了社会问题。究其原因就是民众吃了太多的精制大米，导致 B 族维生素摄入不足。其实不只是维生素和矿物质，就连构成我们身体最基本的物质——蛋白质，现代人也极端缺乏，但很少有人注意到这个事实。关于这一点，我会在后面详细讲述。

就像我前面讲过的，“传统的平衡饮食”“以糙米蔬菜为主的健康饮食”都将引起我们的血糖值异常，还无法为我们提供足够的蛋白质、脂肪等人体必不可少的营养物质。这一点希望大家牢记。

能为我们提供充足营养的是“蛋白质、脂肪饮食”

在我们人体之中，占大部分的是水分，水分有六成之多，而蛋白质占两成左右。我们的肌肉、内脏、血液、皮肤甚至头发，都是由蛋白质构成的。我认为，不管是保持健康，还是治疗疾病，蛋白质都应该是最优先摄取的营养物质。

另一方面，脂肪是一种效率很高的能量源。当体内脂肪不足的时候，身体就会消耗蛋白质来补充能量。所以，为了防止消耗蛋白质，我们应该补充足够的脂肪。

总而言之，我认为像下页图中那种蛋白质和脂肪比较充足且平衡的饮食，才是最为健康的饮食。

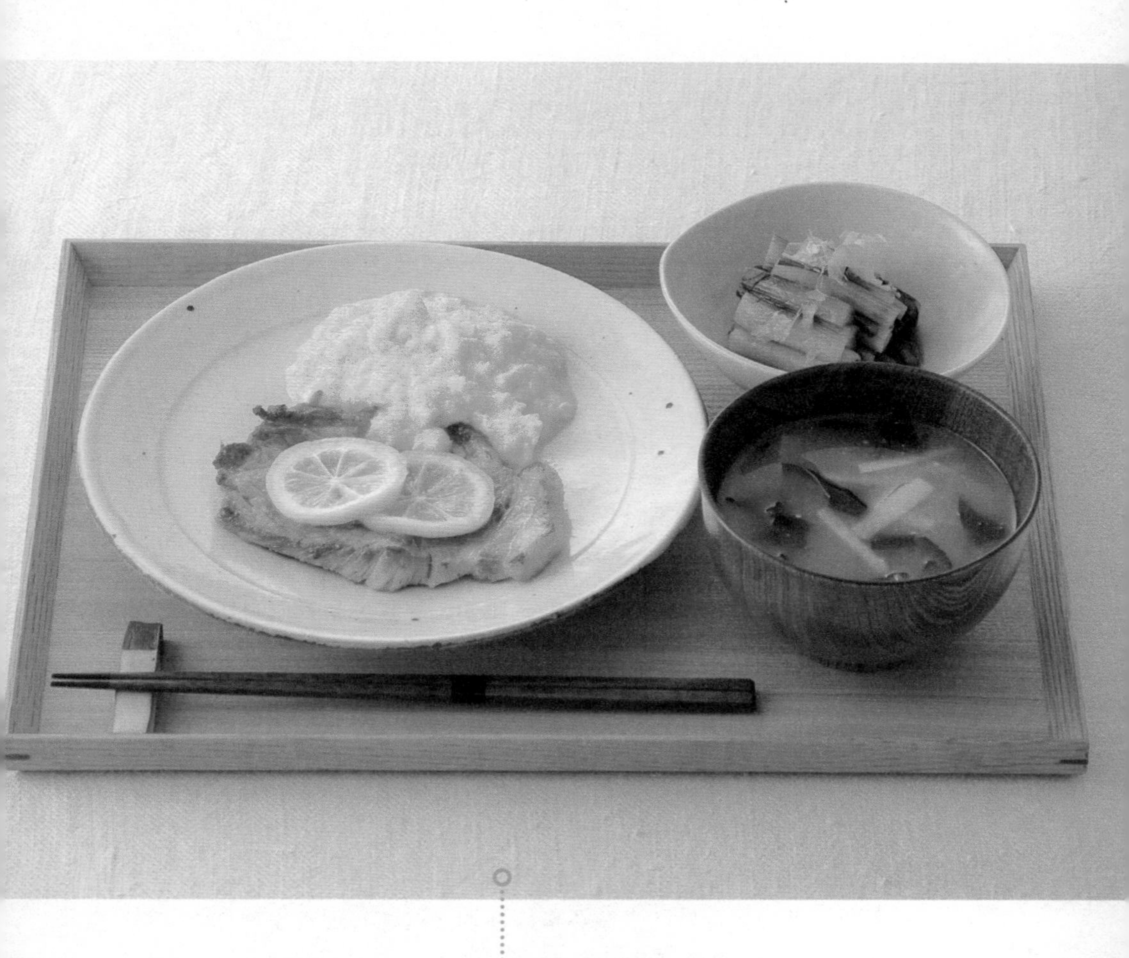

“蛋白质、脂肪饮食”的例子

糖质 =6.1克 ⟶ 适量

2块方糖

动物性蛋白质 =22克
（猪肉 100 克 + 鸡蛋 1 个）

铁 =3.8毫克

优先摄取蛋白质和脂肪，自然就可以减糖

“我不能摄取糖质……”

越是这样控制自己，人越想摄入糖。比如，“我一直控制自己少吃碳水化合物和糖，偶尔放纵一下应该无妨”，这就叫作“报复性消费”。所以我们经常看到身边的朋友一直在控糖，可突然有一天买来很多蛋糕、点心一次吃个够，或者去拉面馆点两碗拉面吃。这种报复性消费对人体损害很大。

人一直做好事，就容易产生做坏事的冲动。这种心理现象被称为“道德许可（Moral Licensing）”。控糖、减糖是好事，吃糖是坏事。如果按照这样的标准来判断糖质的摄入，人就容易出现“道德许可”心理效应，从而进行报复性消费。结果，让自己坚持的控糖、减糖前功尽弃。

所以，作为医生，在对患者进行饮食指导的时候，我不会一上来就说：“请您控制糖质的摄入。”而是建议他们：“请多摄取优质蛋白质和脂肪。”

人不容易接受“否定”意见，但容易接受“肯定”意见。所以，我明白让患者控糖、减糖，他们不容易接受，也不容易做到，但若建议他们多吃蛋白质和脂肪，并不提控糖的事，他们反而容易接受。

实际上，只要我们通过一日三餐摄取了足够的蛋白质，肚子里基本上已经没有空余地方可以放糖质了。所以，我们自然就不会再吃含糖的食物了。于是，减糖的目标自然就实现了。

另外，我们摄入了充足的蛋白质、脂肪之后，想摄取糖质的欲望也会渐渐变淡。这和我们体内的能量代谢存在紧密关系。营养失调的话，就容易引起“糖质依赖症”，因为糖质进入体内会迅速转化为能量。但如果体内营养均衡的话，我们的身体就不会急切需要能量，因此对于糖质的渴求，也不会很强烈。关于这一点，我也会在后面详细讲解。

我还建议
多摄入维生素、矿物质

在我们医疗行业，对于营养学的知识和实践都比较落后。因为在医学院读书时，营养学还不是必修课。我上大学的时候，就没有学过营养学。而且，国家建议的各种营养素的必需量，都只是维持人体健康所需的最低限度值。

但是，蛋白质、维生素、矿物质的必需量，根据每个人的身体状态、病症等会有很大差异。尤其是改善症状、治疗疾病的情况，必须摄入高量的维生素、矿物质。这样的话，单凭一日三餐想摄取足够的维生素、矿物质是不可能的，所以在本书中，我会按照不同的症状，介绍所需的营养素的摄入量。而且，也会根据我们平时指导患者的实践经验，为您介绍相应的营养素补剂，以弥补日常饮食的不足。

再重复一次，一般的医院和医生并不具备营养学的深入知识。只有我们自己最了解自己，而学习营养学知识、根据自身的情况实践营养饮食的方法，其决定权也在我们自己手中。也就是说：

我们可以
学习新观念，
用正确的观念
预防疾病。

【本书关于营养的观点】

本书中记录的营养成分数据

是基于《日本食品标准成分表 2015 年版（七订）》计算得出，

并精确到小数点后一位。

蛋白质中，只有肉类、鱼类、蛋（动物性蛋白质）

根据“蛋白质评分”计算得出（水野雅登、编辑部计算）。

“蛋白质评分”主要参考了以下文献。

· FAO Nutritional Series, No.16, 1957

（Protein requirements; report of the FAO Committee）.

· 三石巌；全业绩 9、蛋白质的分子营养学

在本书中，作者很重视动物性蛋白质，因为它对改善营养失调帮助极大，

并以“蛋白质评分”的思维方式为基础，计算出人体所需的动物蛋白质的量。

本书中并没有计算来自小麦、大豆等农作物的植物性蛋白质的量。

1

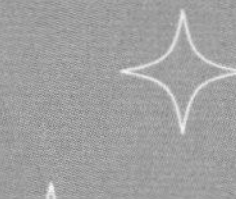

第一章

一目了然！不同食物的含糖量指南

Part 1 含糖量高的常见食物

糖质 少 多 超多

一定要牢记！尽量避免摄入

全部 主食

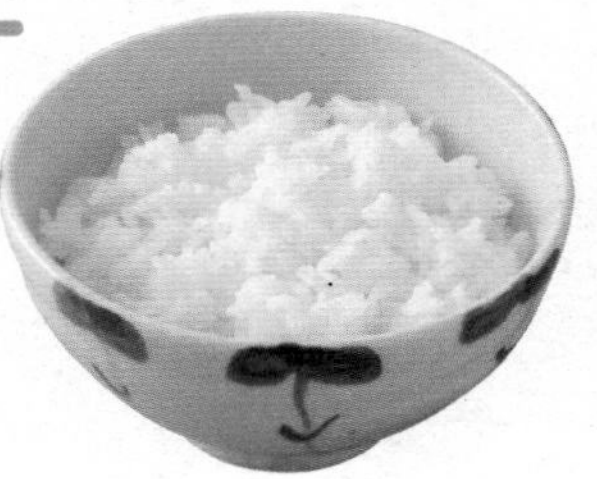

大米饭 1 碗（150 克）

糖质 55.2 克	脂肪 0.5 克
	铁 0.2 毫克

吐司 1 片（60 克）

糖质 20 克	脂肪 2 克
	铁 0.3 毫克

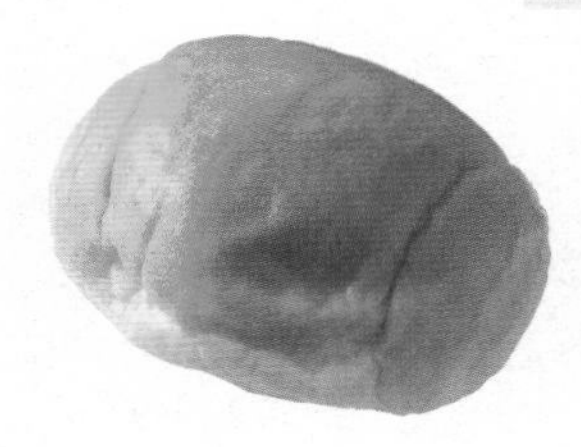

小面包 1 片（40 克）

糖质 18.6 克	脂肪 2 克
	铁 0.3 毫克

面条（水煮）1 盘（200 克）

糖质 41.6 克	脂肪 0.8 克
	铁 0.4 毫克

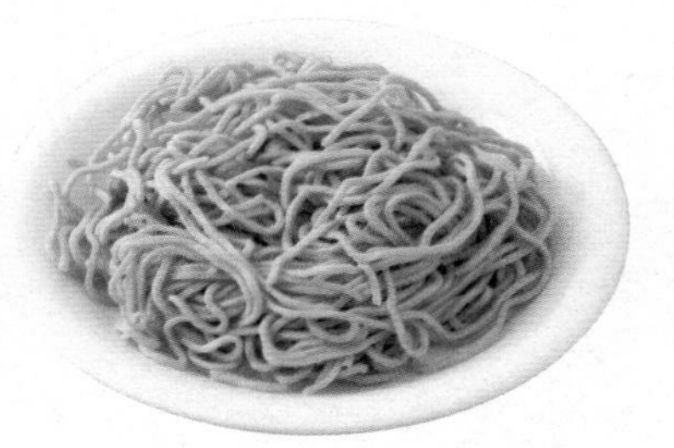

荞麦面（水煮）1 盘（260 克）

糖质 62.4 克	脂肪 2.6 克
	铁 2.1 毫克

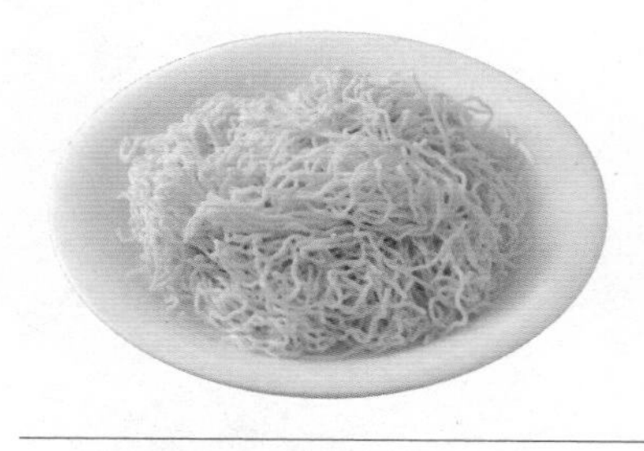

中华面（水煮）1 盘（190 克）

糖质 **53** 克 | 脂肪 1.1 克 | 铁 0.6 毫克

意外的伏兵！ 根菜类

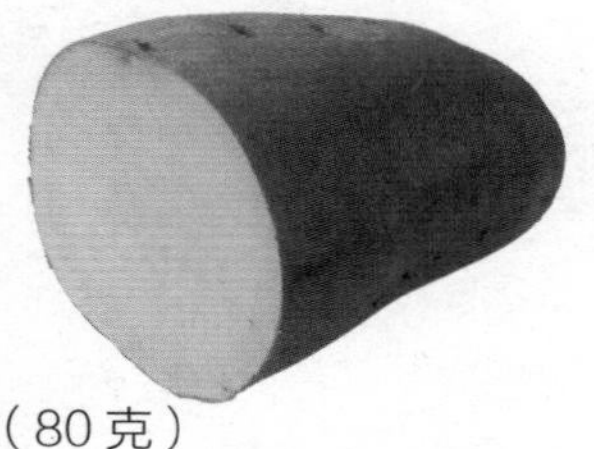

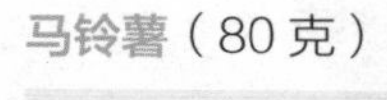

马铃薯（80 克）

糖质 **13** 克 | 脂肪 0.1 克 | 铁 0.3 毫克

红薯（80 克）

糖质 **24.2** 克 | 脂肪 0.4 克 | 铁 0.4 毫克

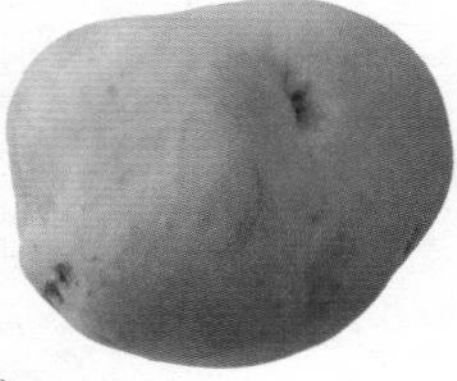

南瓜（80 克）

糖质 **13.7** 克 | 脂肪 0.2 克 | 铁 0.4 毫克

山药（80 克）

糖质 **10.3** 克 | 脂肪 0.2 克 | 铁 0.3 毫克

芋头（80 克）

糖质 **8.6** 克 | 脂肪 0.1 克 | 铁 0.4 毫克

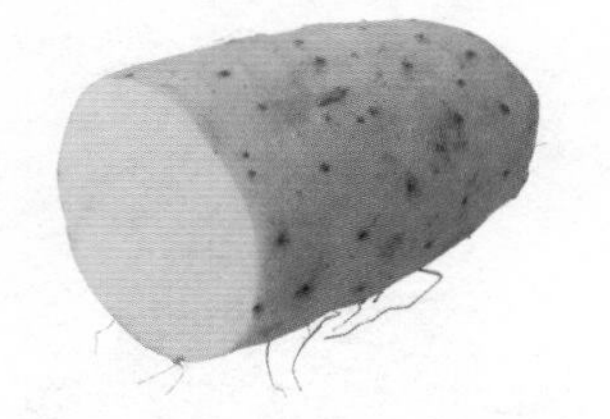

玉米（80 克）

糖质 **11.4** 克 | 脂肪 1.4 克 | 铁 0.6 毫克

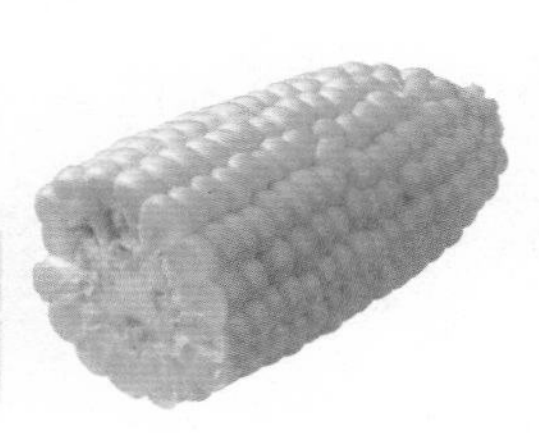

全部 水果

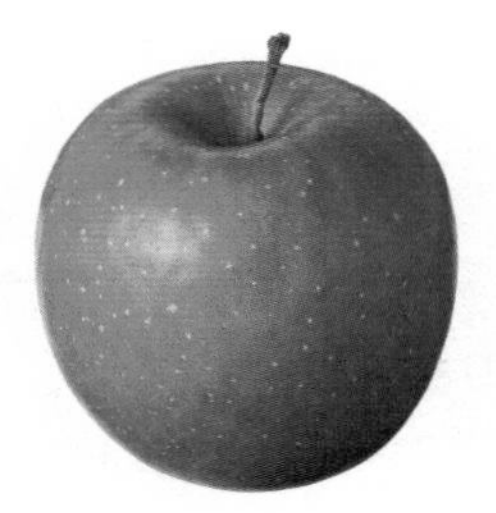

苹果 1个（250克）

糖质 35.7 克

脂肪 0.8 克

铁 0.3 毫克

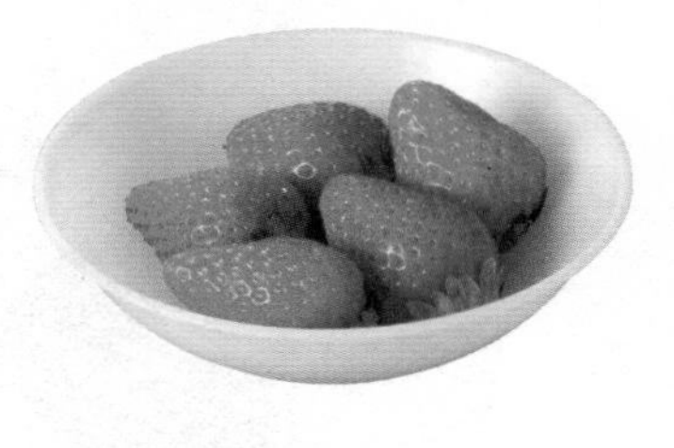

草莓 5 粒（75克）

糖质 5.3 克

脂肪 0.1 克

铁 0.2 毫克

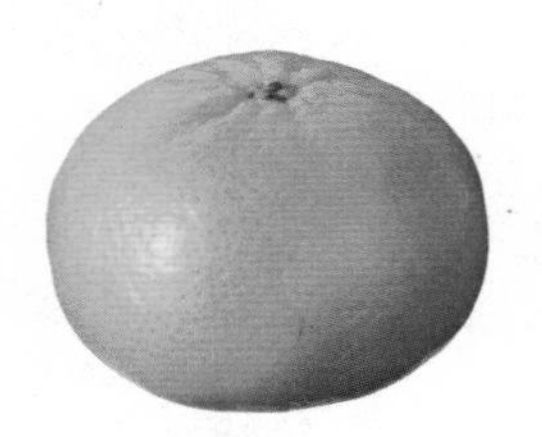

橘子 1个（100克）

糖质 11.2 克

脂肪 0.1 克

铁 0.1 毫克

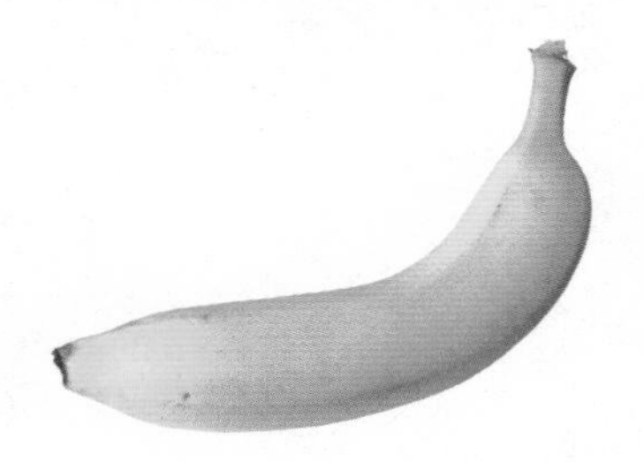

香蕉 1 根（100克）

糖质 21.4 克

脂肪 0.2 克

铁 0.3 毫克

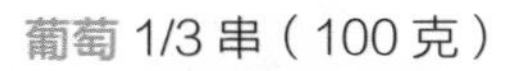

葡萄 1/3 串（100克）

糖质 15.2 克

脂肪 0.1 克

铁 0.1 毫克

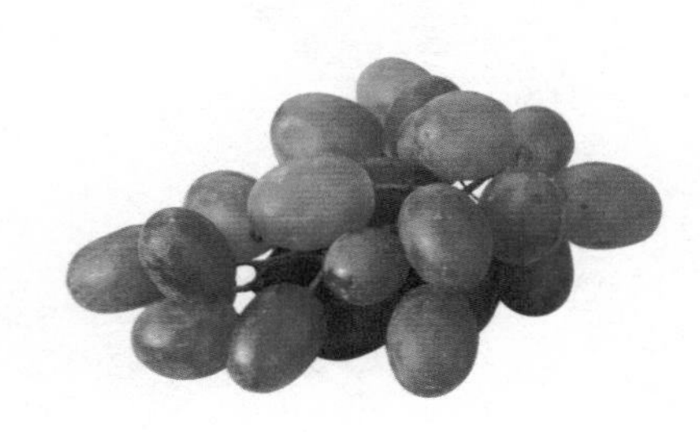

最高警惕！ 糕点

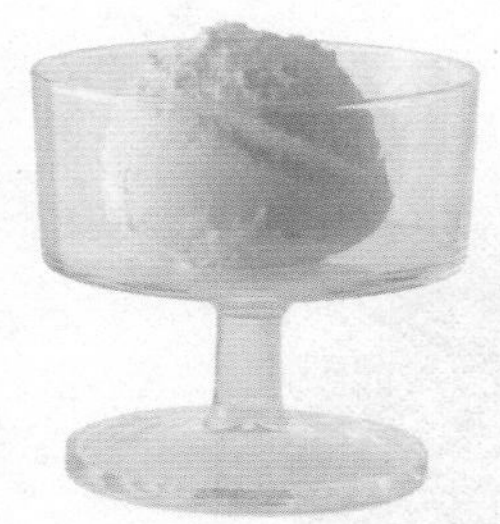

冰淇淋（香草味）（100克）

糖质	脂肪	铁
22.4克	12克	0.1毫克

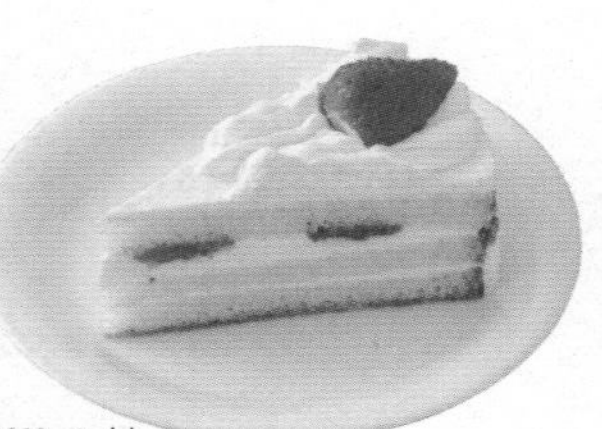

奶油蛋糕 1块

糖质	脂肪	铁
49.4克	15.2克	0.9毫克

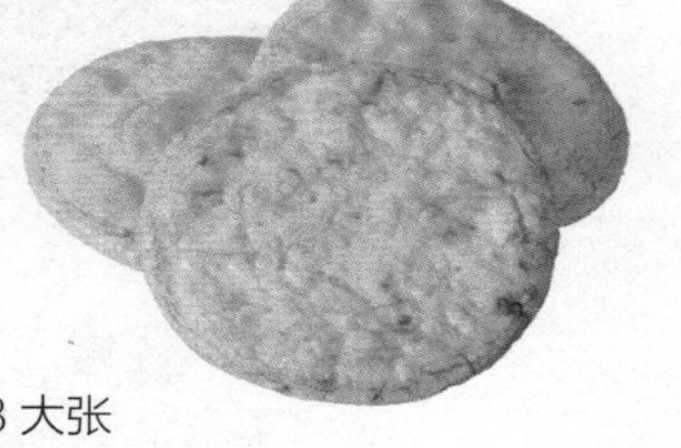

酱油煎饼 3大张

糖质	脂肪	铁
39.5克	0.5克	0.4毫克

水果糖 3块

糖质	脂肪	铁
11.8克	0克	0毫克

无意中吃进肚子里的 调味料

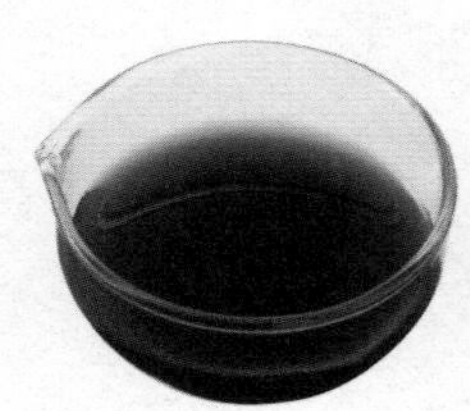

英国甜酱油 1大勺（18克）

糖质	脂肪	铁
4.7克	0克	0.3毫克

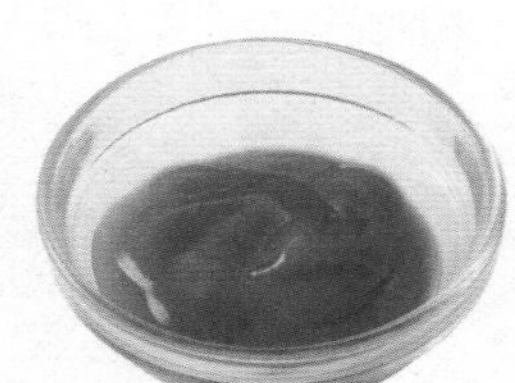

番茄酱 1大勺（18克）

糖质	脂肪	铁
4.6克	0克	0.1毫克

柚子醋 1大勺（18克）

糖质	脂肪	铁
1.4克	0克	0.1毫克

短时间内摄入大量的糖 清凉饮料

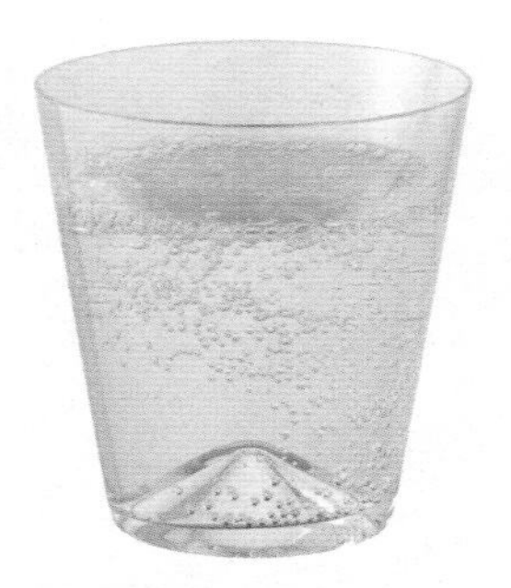

苏打汽水 1 杯（200 毫升）

糖质 20.4 克	脂肪 0 克
	铁 0 毫克

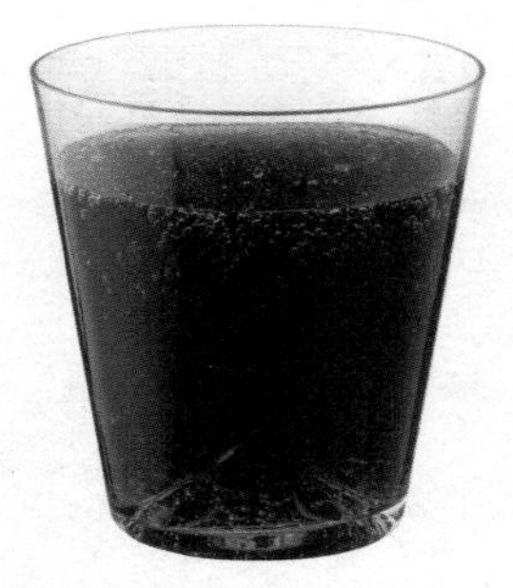

可乐 1 杯（200 毫升）

糖质 22.8 克	脂肪 0 克
	铁 0 毫克

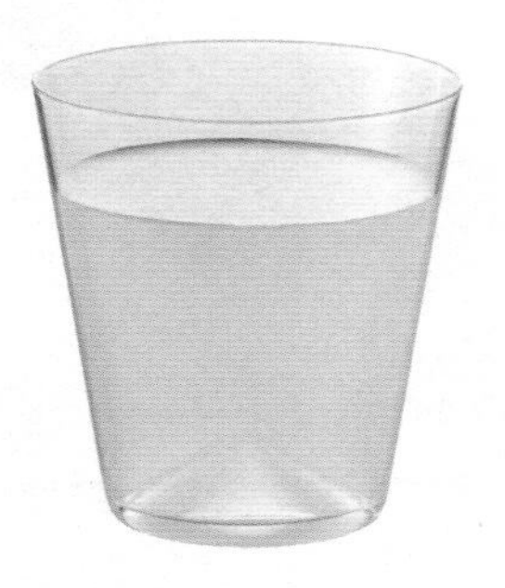

运动型饮料 1 杯（200 毫升）

糖质 10.2 克	脂肪 0 克
	铁 0 毫克

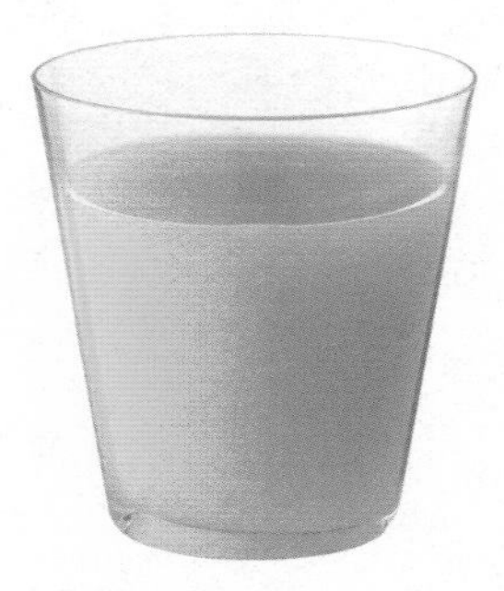

橙汁 1 杯（200 毫升）

糖质 21.4 克	脂肪 0 克
	铁 0.2 毫克

牛奶可可（加糖）1 杯（200 毫升）

糖质 13.6 克	脂肪 5.6 克
	铁 0.7 毫克

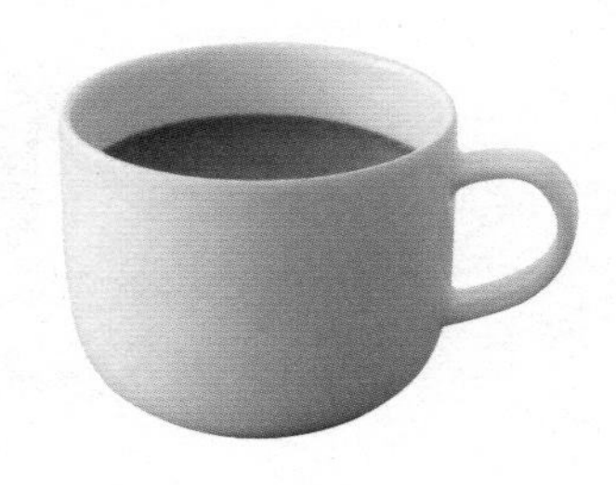

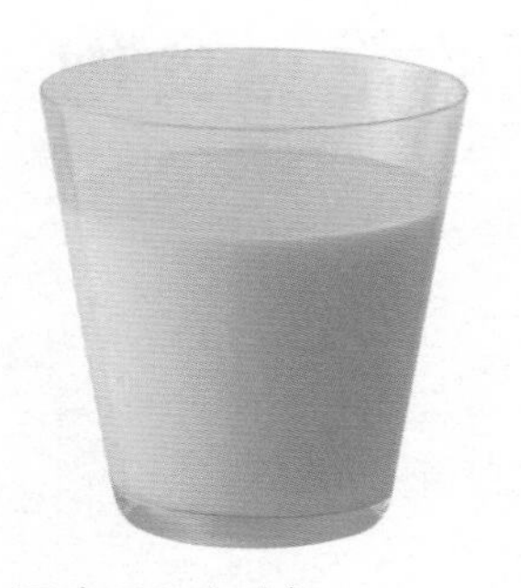

牛奶 1 杯（200 毫升）

糖质 10.1 克	脂肪 8 克
	铁 0 毫克

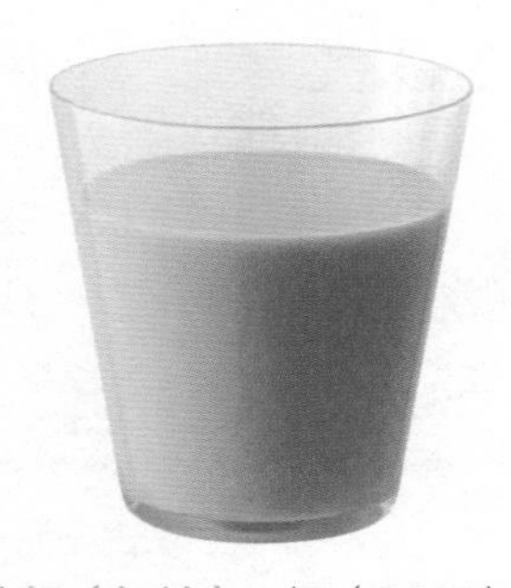

咖啡牛奶（加糖） 1 杯（200 毫升）

糖质 14.4 克	脂肪 4 克
	铁 0.2 毫克

需要注意！酒类

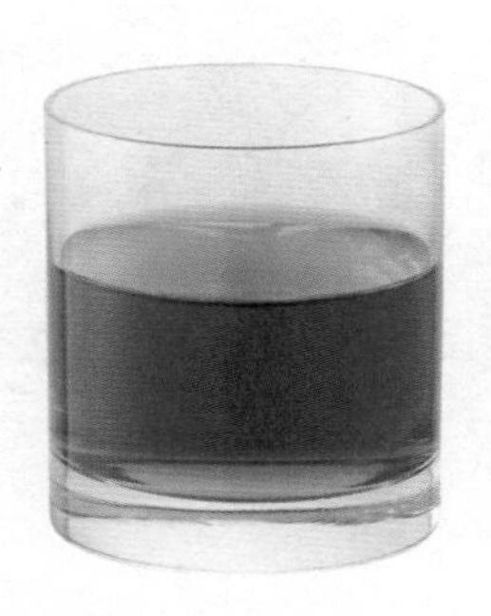

绍兴黄酒 1 杯（100 毫升）

糖质 5.1 克	脂肪 0 克
	铁 0.3 毫克

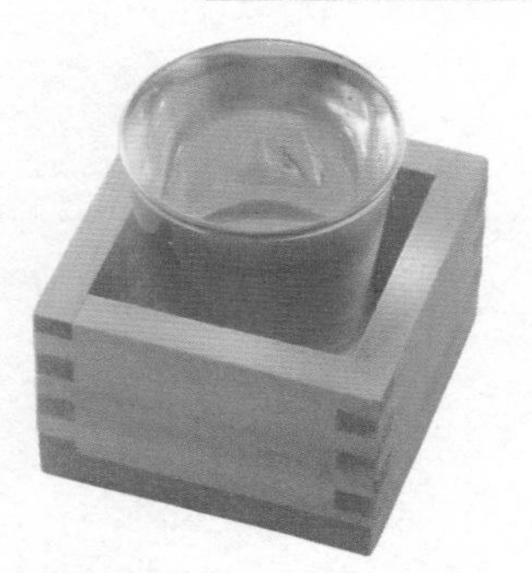

日本酒 1 杯（180 毫升）

糖质 8.8 克	脂肪 0 克
	铁 0.2 毫克

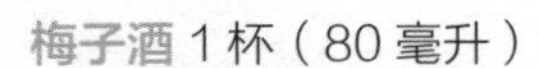

梅子酒 1 杯（80 毫升）

糖质 16.6 克	脂肪 0 克
	铁 0 毫克

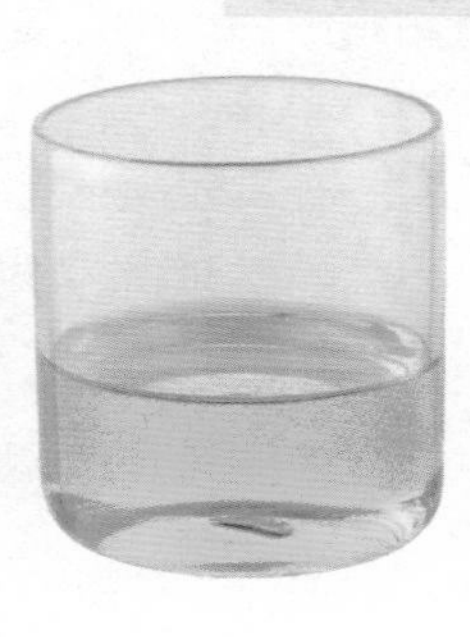

Part 2 含糖量低的常见食物

糖质 少 多 超多

完全不用担心！肉、蛋、鱼

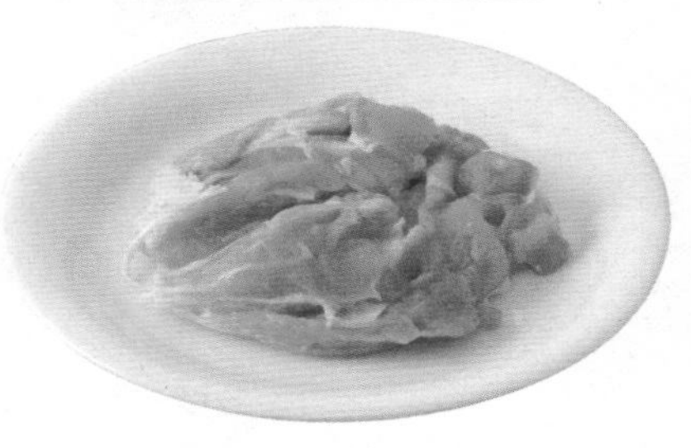

鸡腿肉 100 克

糖质 **0** 克

动物性蛋白质 18 克

脂肪 14.2 克

铁 0.6 毫克

猪肉丝 100 克

糖质 **0.2** 克

动物性蛋白质 12 克

脂肪 10.2 克

铁 0.7 毫克

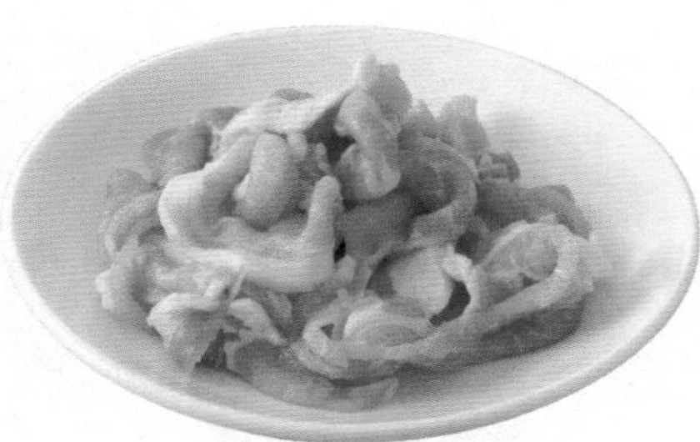

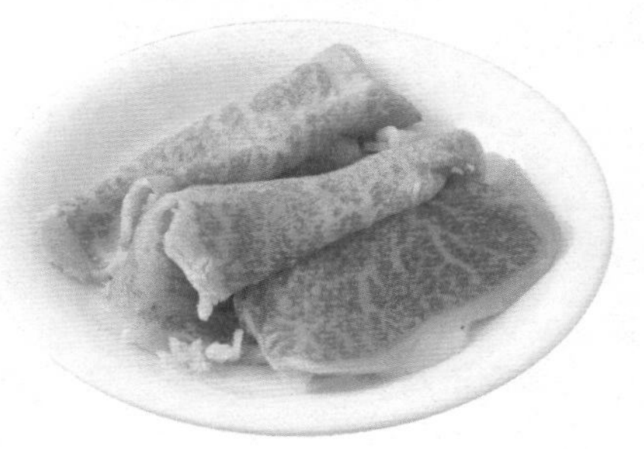

牛肩肉 100 克

糖质 **0.2** 克

动物性蛋白质 15 克

脂肪 37.4 克

铁 0.7 毫克

鸡蛋 1 个（55 克）

糖质 **0.2** 克

动物性蛋白质 7.2 克

脂肪 5.7 克

铁 1 毫克

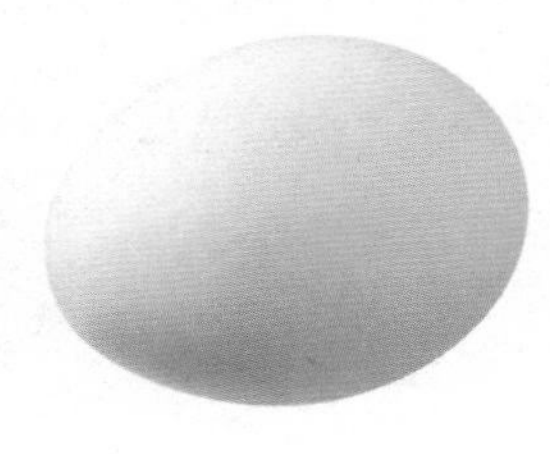

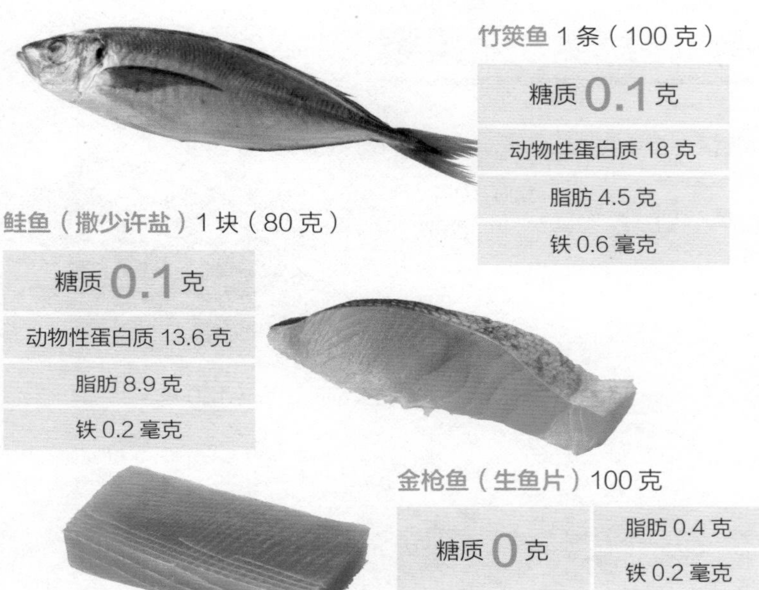

竹筴鱼 1 条（100 克）

糖质 0.1 克
动物性蛋白质 18 克
脂肪 4.5 克
铁 0.6 毫克

鲑鱼（撒少许盐） 1 块（80 克）

糖质 0.1 克
动物性蛋白质 13.6 克
脂肪 8.9 克
铁 0.2 毫克

金枪鱼（生鱼片） 100 克

糖质 0 克	脂肪 0.4 克
	铁 0.2 毫克

需要稍微注意的鱼肉加工食品

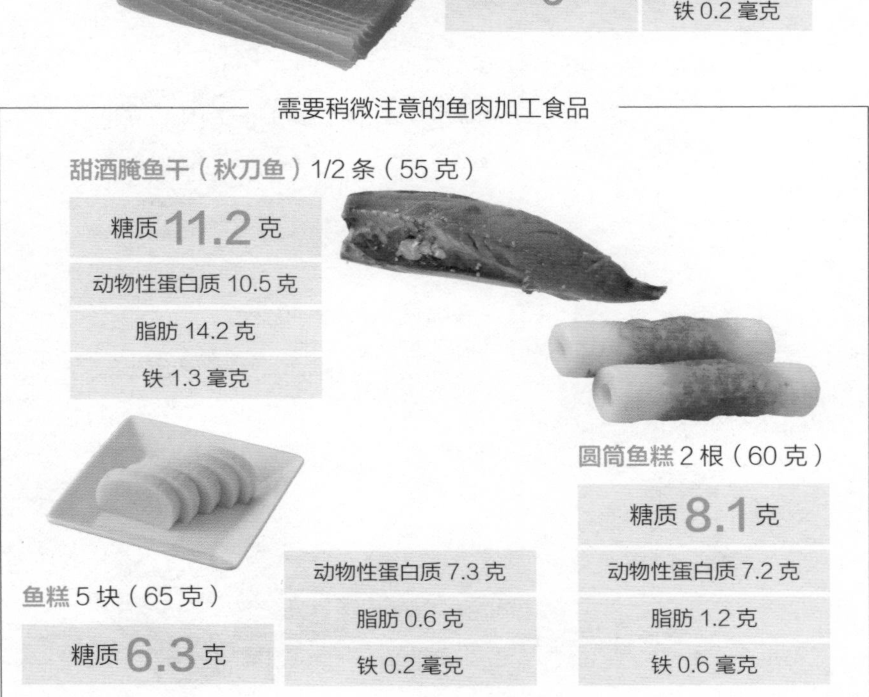

甜酒腌鱼干（秋刀鱼） 1/2 条（55 克）

糖质 11.2 克
动物性蛋白质 10.5 克
脂肪 14.2 克
铁 1.3 毫克

圆筒鱼糕 2 根（60 克）

糖质 8.1 克
动物性蛋白质 7.2 克
脂肪 1.2 克
铁 0.6 毫克

鱼糕 5 块（65 克）

糖质 6.3 克
动物性蛋白质 7.3 克
脂肪 0.6 克
铁 0.2 毫克

基本不用担心！豆类、坚果类

大豆（水煮）40 克

糖质 0.7 克	脂肪 3.9 克
	铁 0.9 毫克

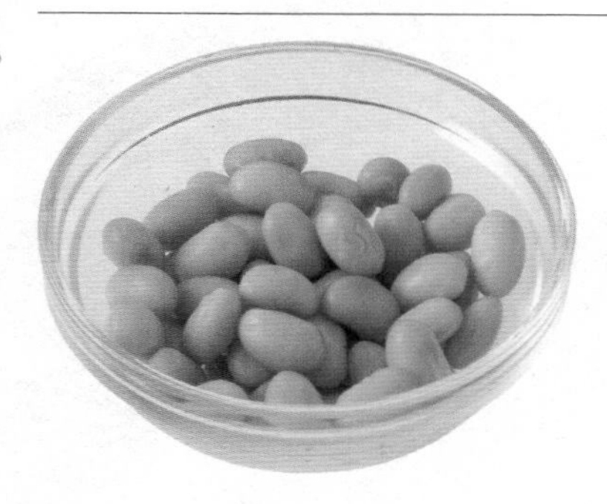

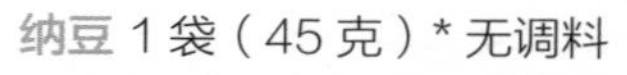

老豆腐 1/2 块（150 克）

糖质 1.8 克	脂肪 6.3 克
	铁 1.4 毫克

纳豆 1 袋（45 克）* 无调料

糖质 2.4 克	脂肪 4.5 克
	铁 1.5 毫克

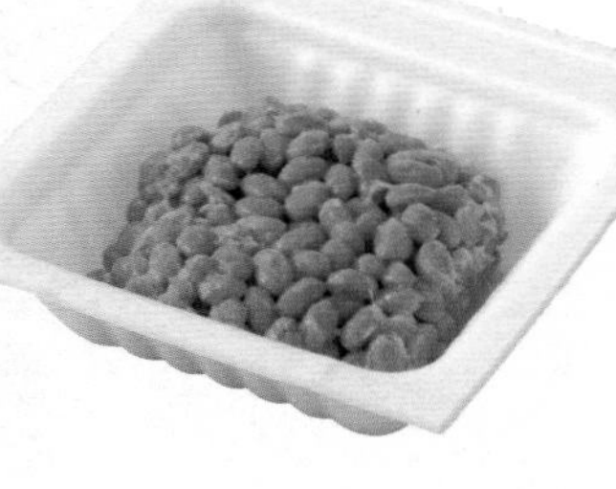

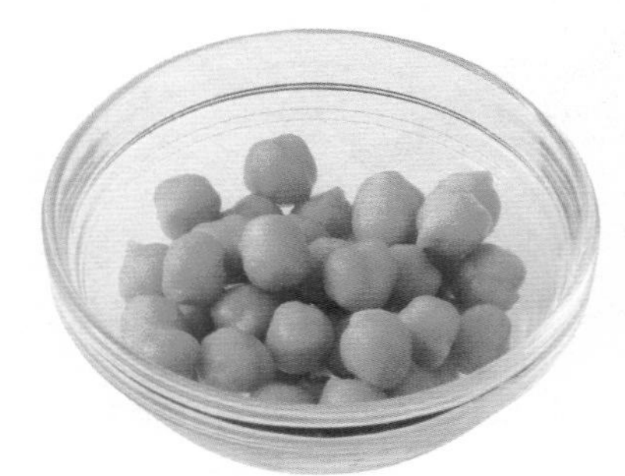

鹰嘴豆（水煮）40 克

糖质 6.3 克	脂肪 1 克
	铁 0.5 毫克

杏仁 10 克

糖质 1 克	脂肪 5.4 克
	铁 0.4 毫克

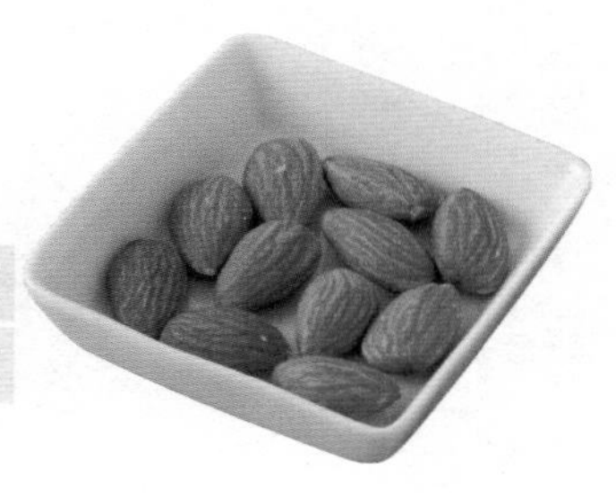

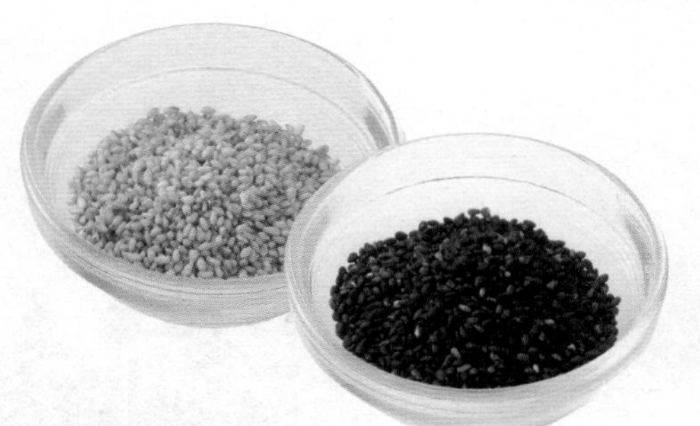

黑白芝麻（炒制）1 大勺（9 克）

糖质 0.7 克	脂肪 4.7 克
	铁 0.3 毫克

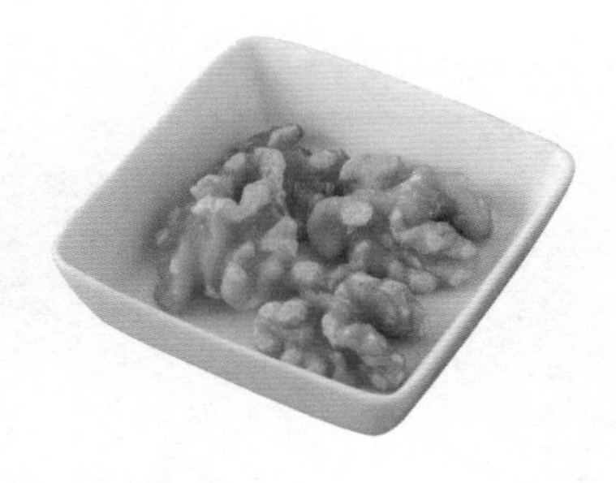

核桃 10 克

糖质 0.4 克	脂肪 6.9 克
	铁 0.3 毫克

意外地安全！ 乳制品

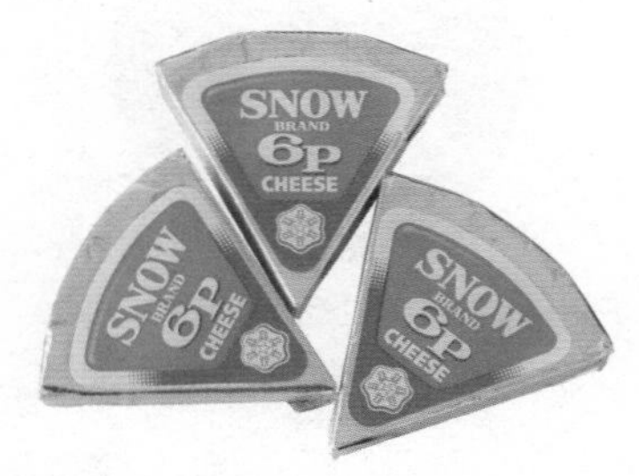

6P 芝士（混合干酪）3 块（54 克）

糖质 0.7 克
动物性蛋白质 11.3 克
脂肪 14 克
铁 0.2 毫克

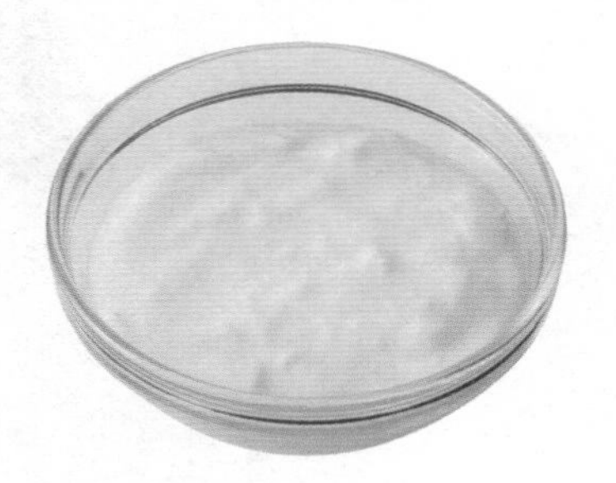

酸奶（无糖）100 克

糖质 5 克	脂肪 3 克
	铁 0 毫克

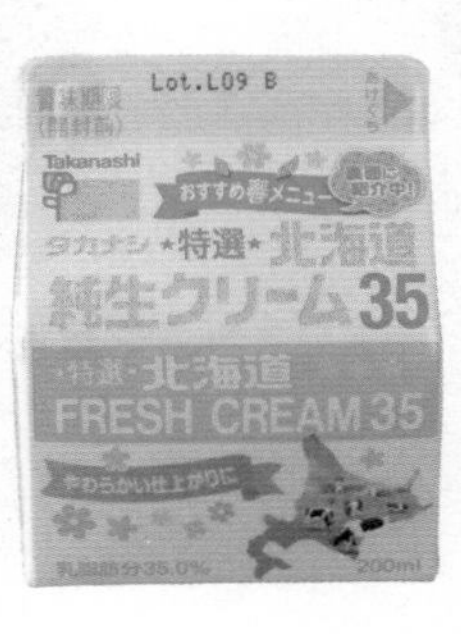

生奶油 1 袋（200 克）

糖质 6.4 克	脂肪 71.2 克
	铁 0 毫克

低糖质的 蔬菜

卷心菜 1/8 块（125 克）

糖质 4.2 克	脂肪 0.3 克
	铁 0.4 毫克

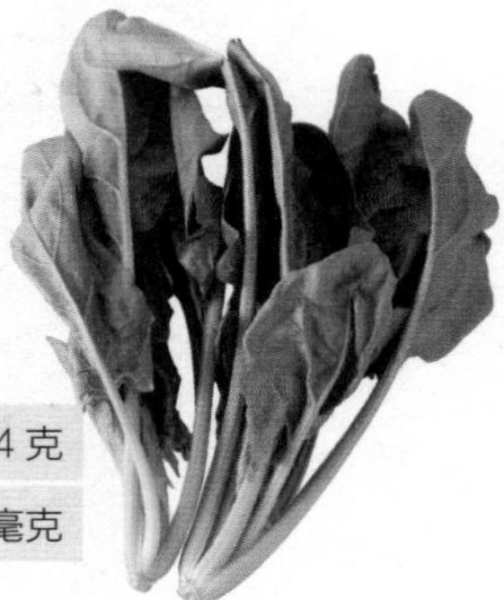

菠菜 1/2 捆（90 克）

糖质 0.3 克	脂肪 0.4 克
	铁 1.8 毫克

茄子 1 根（100 克）

糖质 3 克	脂肪 0.1 克
	铁 0.3 毫克

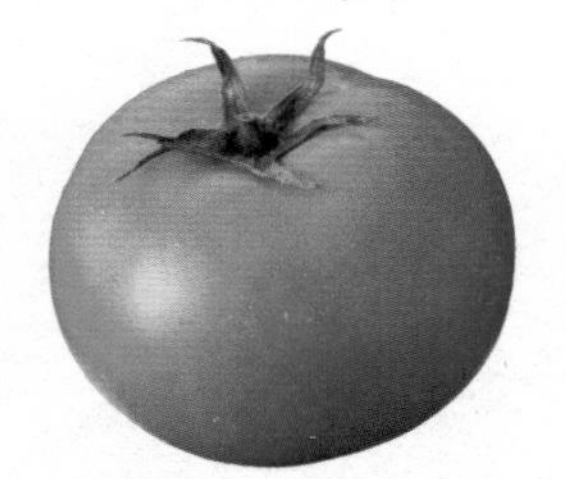

西红柿中等大小 1 个（200 克）

糖质 7.4 克	脂肪 0.2 克
	铁 0.4 毫克

小西红柿 5 个（75 克）

糖质 4.4 克	脂肪 0.1 克
	铁 0.3 毫克

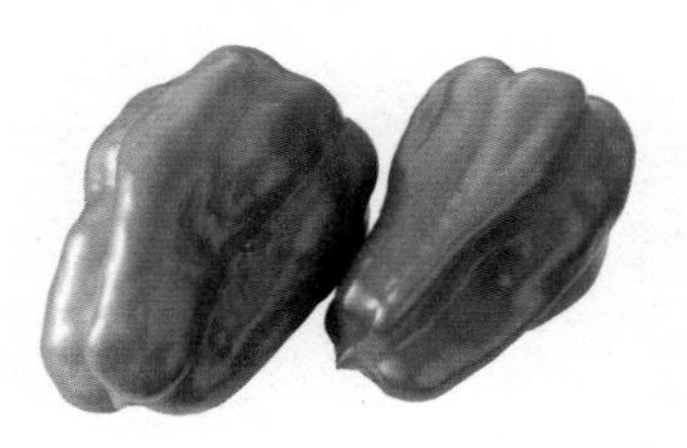

青椒 2 个（60 克）

糖质 1.7 克	脂肪 0.1 克
	铁 0.2 毫克

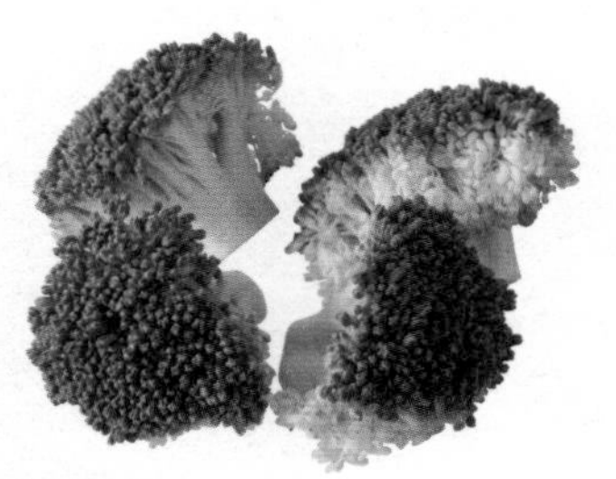

西蓝花 50 克

糖质 0.4 克	脂肪 0.3 克
	铁 0.5 毫克

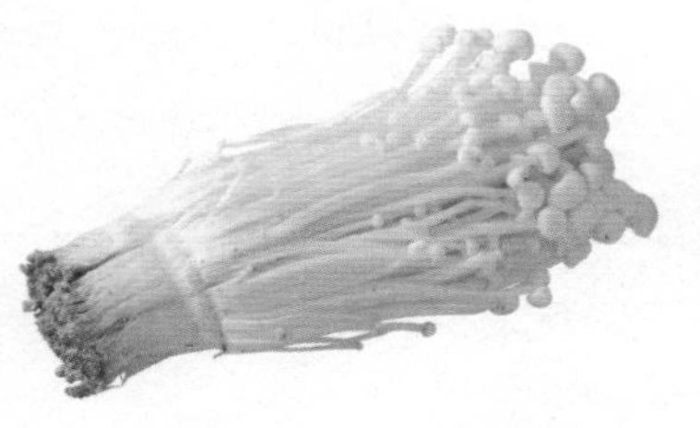

金针菇 1/2 束（45 克）

糖质 3.1 克	脂肪 0.2 克
	铁 0.9 毫克

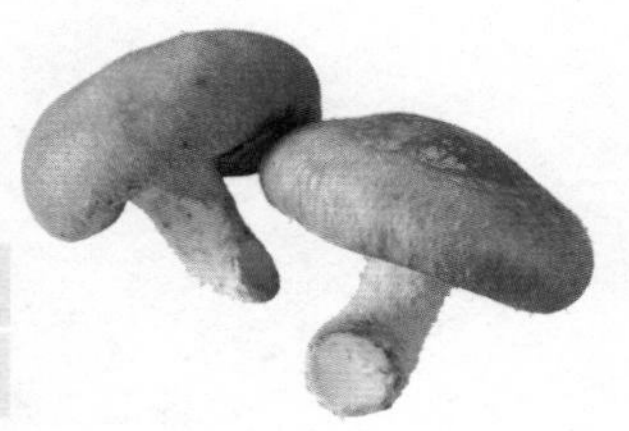

香菇 2 个（20 克）

糖质 0.3 克	脂肪 0.1 克
	铁 0.1 毫克

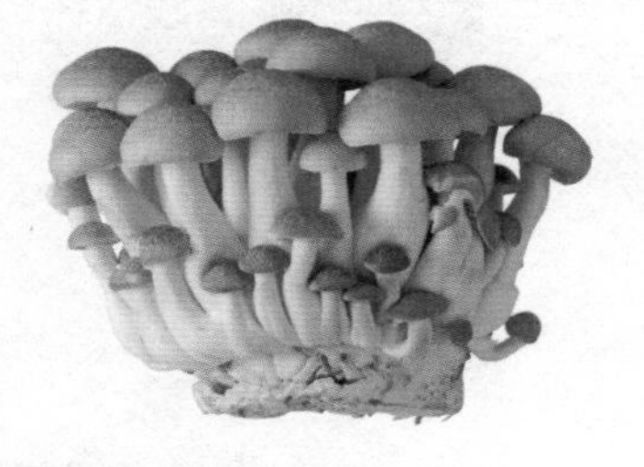

蟹味菇 1/2 束（45 克）

糖质 0.6 克	脂肪 0.3 克
	铁 0.2 毫克

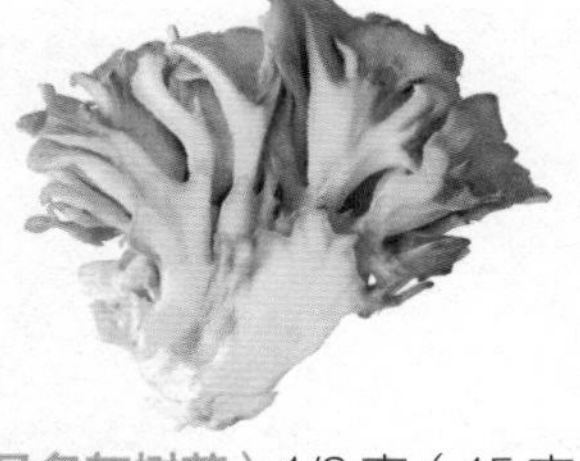

舞茸（又名灰树花）1/2 束（45 克）

糖质 0.4 克	脂肪 0.2 克
	铁 0.1 毫克

超级安心的 藻类

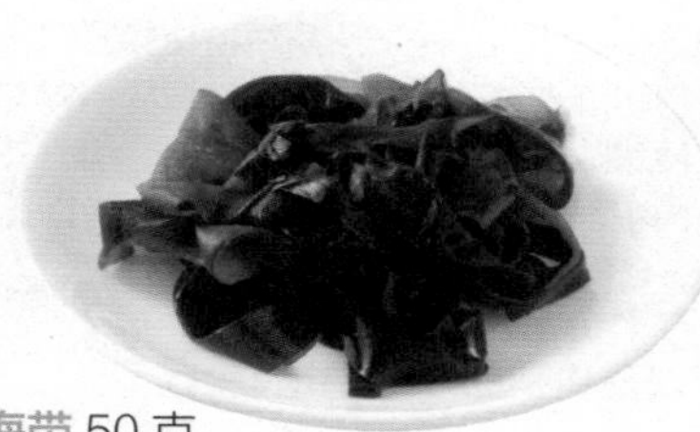

生海带 50 克

糖质 1 克	脂肪 0.1 克
	铁 0.4 毫克

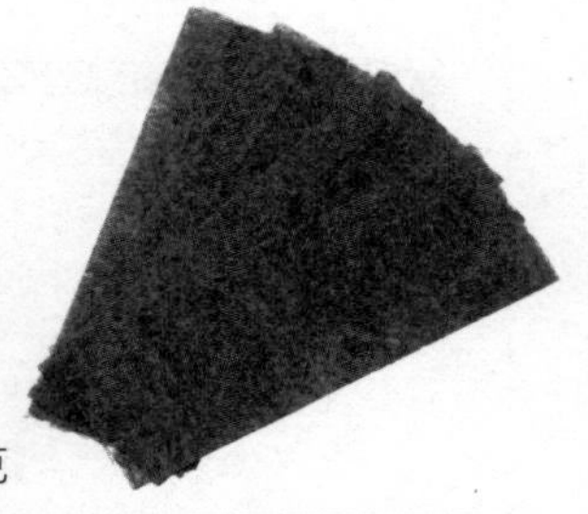

烤紫菜 6 克

糖质 0.5 克	脂肪 0.22 克
	铁 0.7 毫克

低糖、安心的 调味料

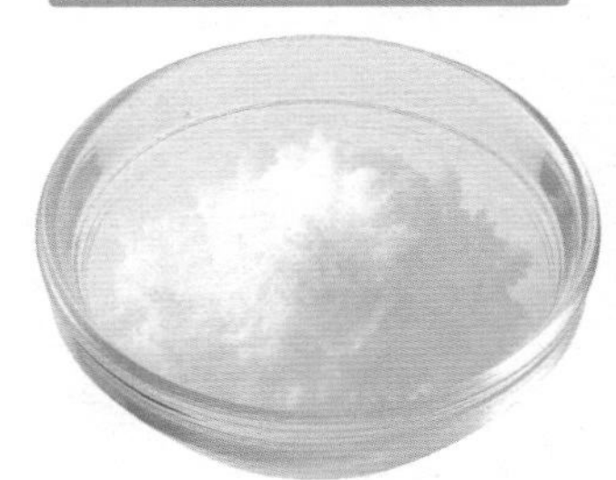

食盐 1 大勺（18 克）

糖质 0 克	脂肪 0 克
	铁 0 毫克

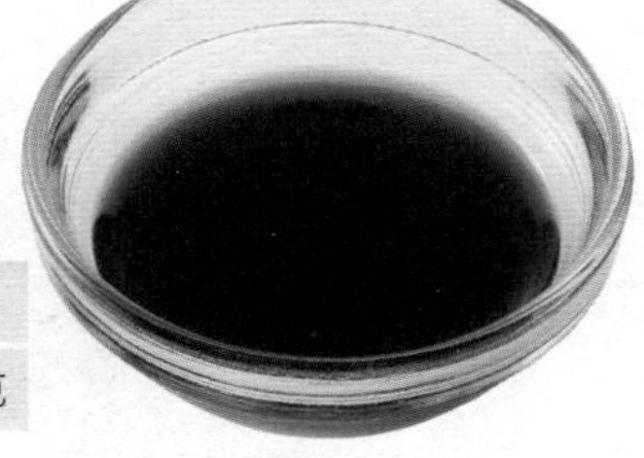

酱油 1 大勺（18 克）

糖质 1.8 克	脂肪 0 克
	铁 0.3 毫克

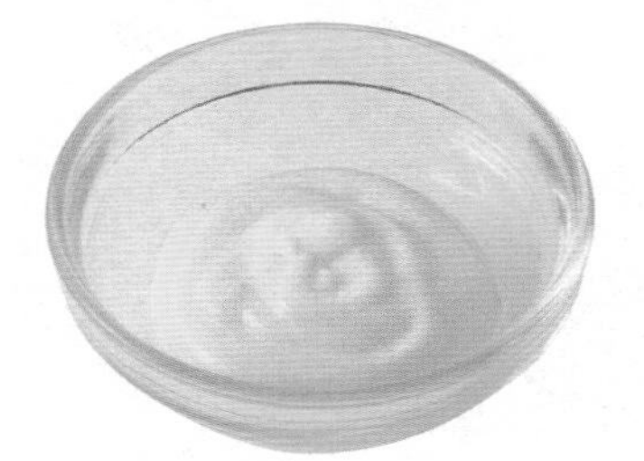

蛋黄酱 1 大勺（12 克）

糖质 0.5 克	脂肪 9 克
	铁 0 毫克

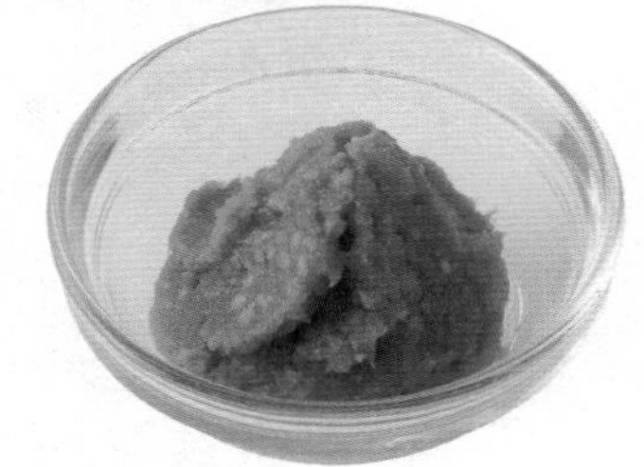

豆酱 1 大勺（18 克）

糖质 3.1 克	脂肪 1.1 克
	铁 0.7 毫克

罗汉果甜味剂和砂糖有什么区别？

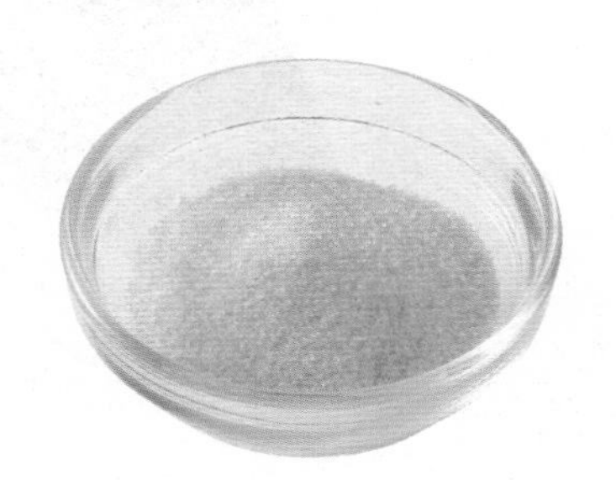

罗汉果甜味剂，是使用葫芦科植物罗汉果提取物和玉米发酵后的提取物制成的甜味剂。这种甜味剂和砂糖一样也有甜味，但它在人体内不能被代谢，有 90% 以上会被排出体外，所以对血糖值几乎没有影响。

罗汉果甜味剂 1 大勺（13 克）

糖质 12.7 克	脂肪 0 克
	铁 0 毫克

低糖质，可畅饮的 饮料

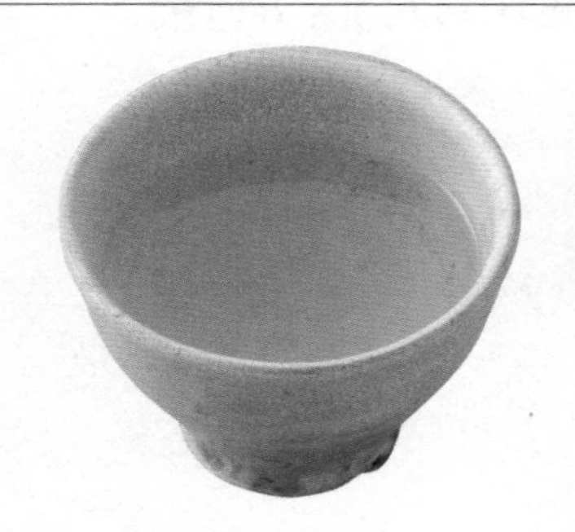

日本茶 1 杯（120 毫升）

糖质 0.2 克	脂肪 0 克
	铁 0.2 毫克

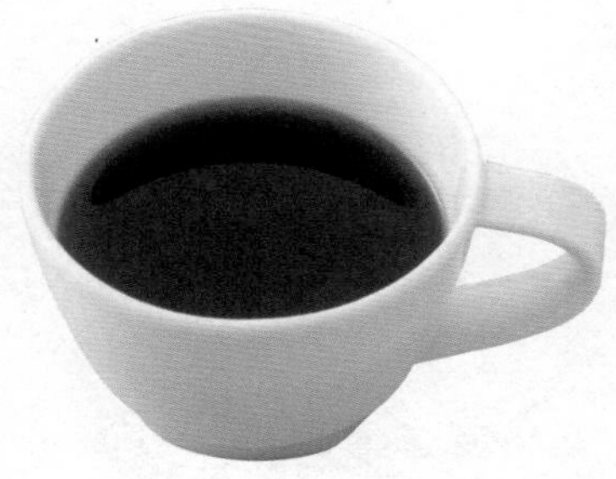

咖啡（无糖）1 杯（150 毫升）

糖质 1.1 克	脂肪 0 克
	铁 0 毫克

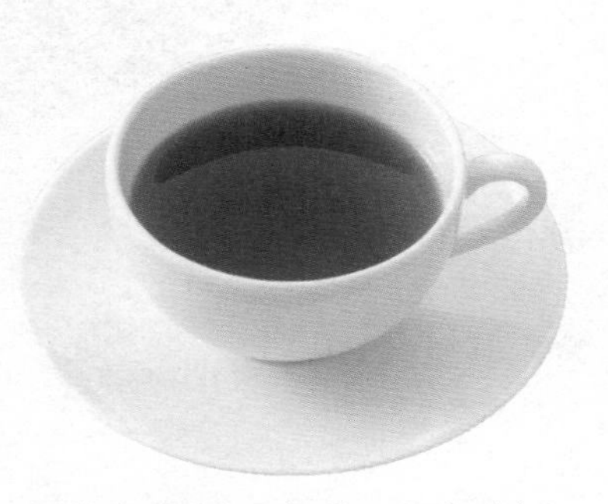

红茶（无糖）1 杯（150 毫升）

糖质 0.2 克	脂肪 0 克
	铁 0 毫克

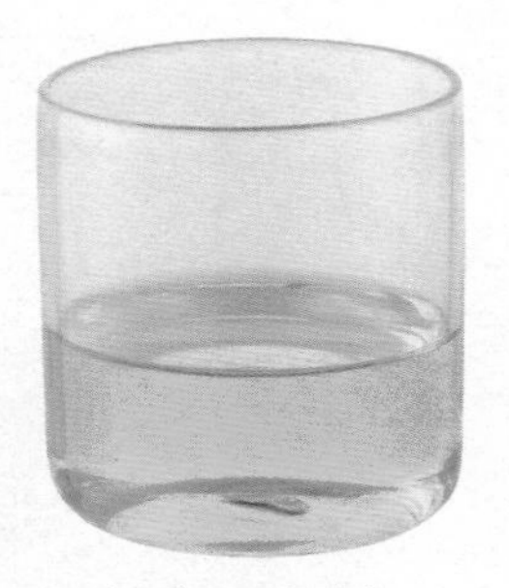

威士忌 1 杯（60 毫升）

糖质 0 克	脂肪 0 克
	铁 0 毫克

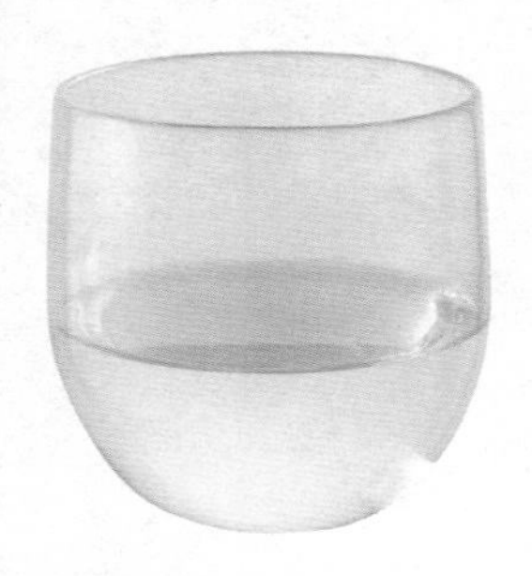

烧酒 1 杯（60 毫升）

糖质 0 克	脂肪 0 克
	铁 0 毫克

Part 3 糖质满满的快餐食品

糖质　少　多　超多

紫菜饭团 1 个（100 克）

糖质 36.6 克	脂肪 0.5 克
	铁 0.5 毫克

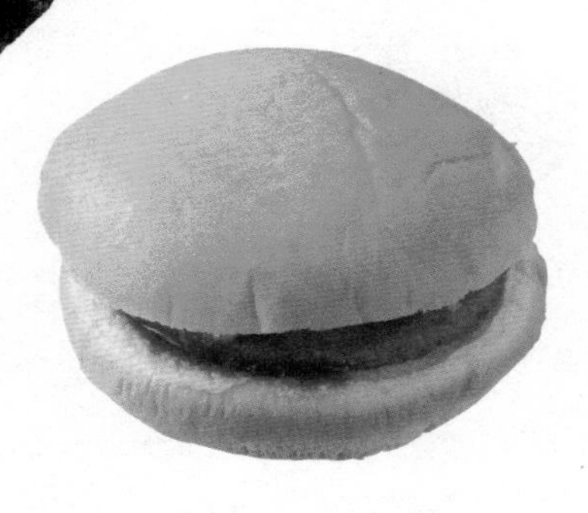

汉堡包（照烧味）1 个（175 克）

糖质 33.5 克	脂肪 16.6 克
	铁 0.9 毫克

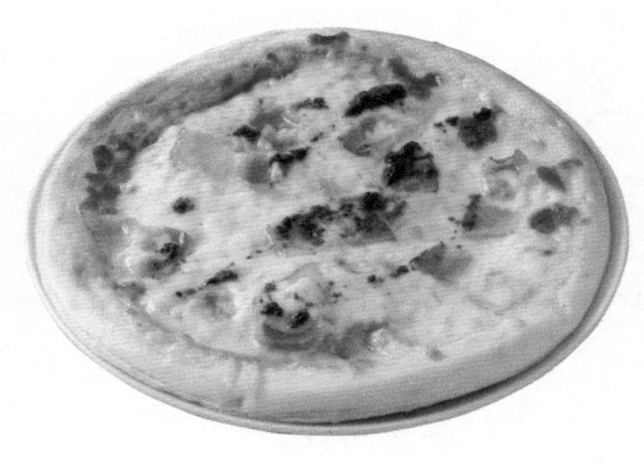

比萨饼（培根、芝士味）1 人份（约 125 克）

糖质 43.7 克	脂肪 15.4 克
	铁 0.9 毫克

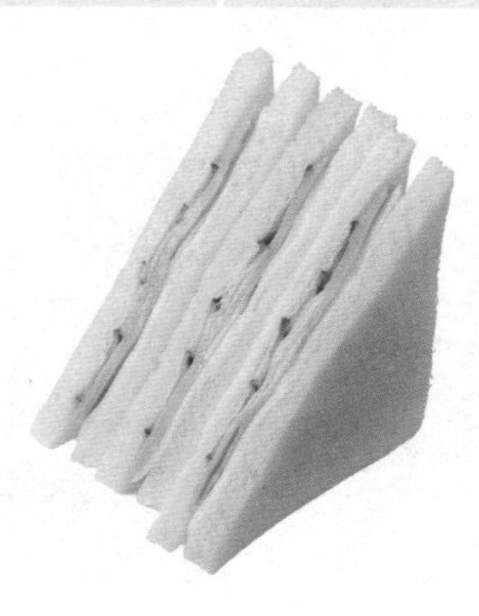

三明治（夹火腿、芝士）1 人份

糖质 25.8 克	脂肪 20.5 克
	铁 0.8 毫克

糖质含量超高的料理单品

糖质　少　多　超多

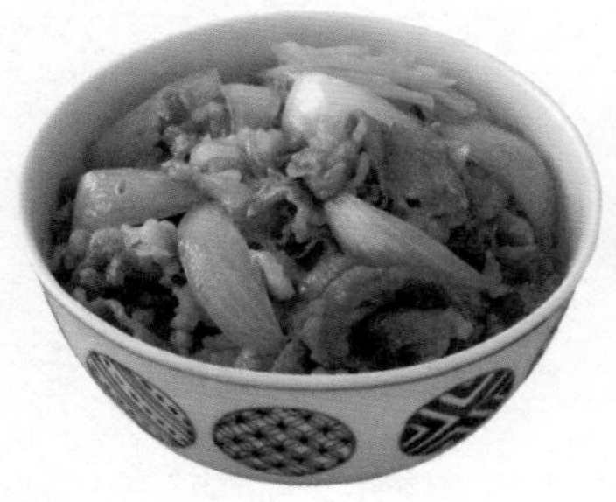

牛肉盖浇饭 1 碗

糖质 87 克

动物性蛋白质 18.8 克
脂肪 30.7 克
铁 1.5 毫克

酱油拉面 1 碗

糖质 58.4 克

动物性蛋白质 12 克
脂肪 7.6 克
铁 2.5 毫克

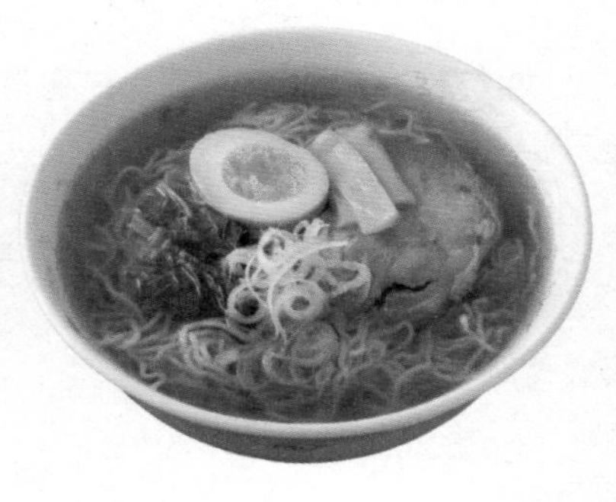

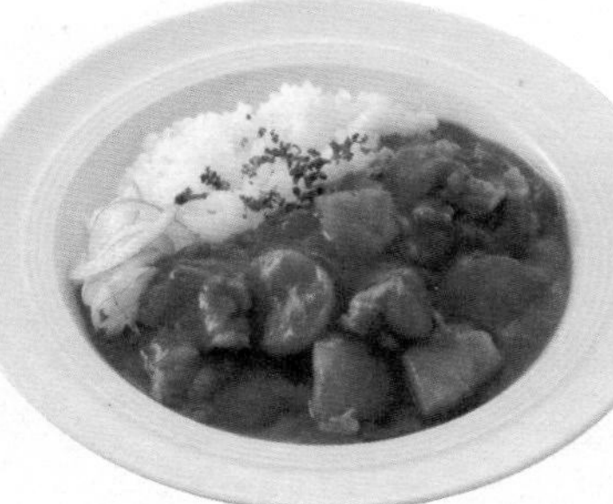

咖喱饭 1 盘

糖质 97.5 克

动物性蛋白质 14.4 克
脂肪 23.8 克
铁 1.8 毫克

乌冬面 1 碗

糖质 46.2 克

脂肪 0.8 克
铁 0.9 毫克

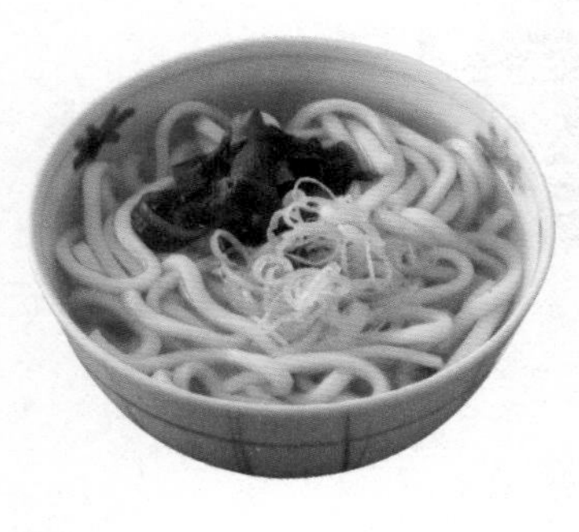

水野式控糖

什么是“蛋白质、脂肪饮食”？

不会失败，没有压力

下面为大家介绍不会产生精神压力、不用勉强自己的持续控糖技巧。在控糖过程中，不要总提醒自己“我要控糖！我要控糖！”而应该把注意力聚焦在“我要多摄取动物性蛋白质和脂肪！”我们应该优先摄取肉、蛋、鱼。从今天起您就可以开始实践。

1. 摄取充足的动物性蛋白质

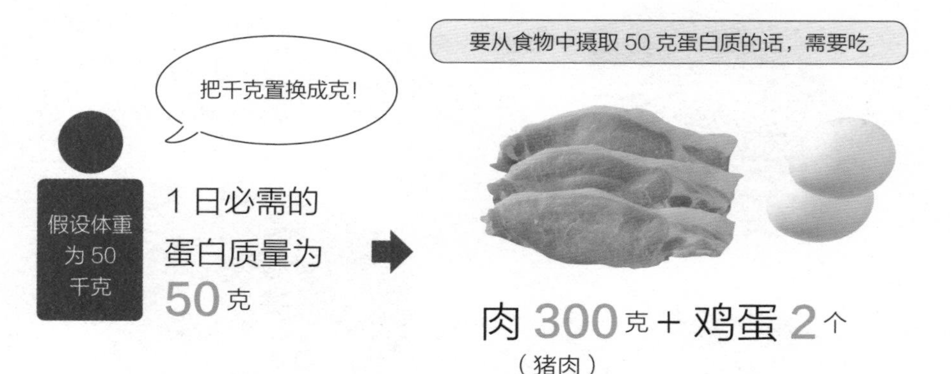

或者

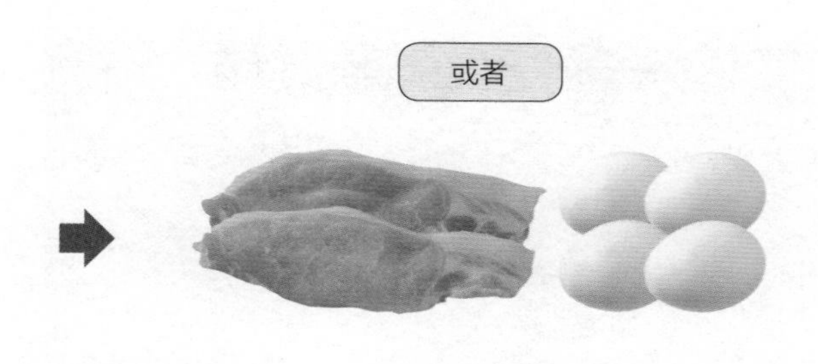

肉 200 克 + 鸡蛋 4 个
（猪肉）
蛋白质 24 克 +28.6 克 = 合计 52.6 克

我所推荐的控糖饮食是“蛋白质、脂肪饮食”，即与“限制糖质摄入”相比，我更重视“动物性蛋白质的足量摄入”。在东亚人一般的日常饮食中，肯定缺乏的营养物质就是蛋白质。拿日本人来说，有 99.9% 的人蛋白质不足。正常人每天摄取蛋白质的标准量可以按体重来换算，体重 1 千克就应该摄取 1 克的蛋白质。例如，体重 50 千克的人，每天至少应该摄入 50 克的蛋白质。另外，运动量大的人，以及常年缺乏蛋白质的人，更应该把这个标准提高到 1.5~2 倍。本书的主要目的是改善营养失调问题，而植物性蛋白质由于吸收率较低，对改善营养失调来说起效慢，所以，本书更重视动物性蛋白质的摄取。

补充蛋白质的最强食物！

食物名	蛋白质评分
鸡蛋	100
秋刀鱼	96
沙丁鱼	91
猪肉	90
旗鱼	89
竹筴鱼	89
鸡肉	85
芝士	83
牛肉	79
牛奶	74
虾	73
章鱼	72
鲑鱼	66
大豆	56

上表右侧栏目叫作“蛋白质评分”，是对各种食物中所含蛋白质的品质进行评价的指标。我们都知道蛋白质是由氨基酸构成，而这个“蛋白质评分”主要是对其中最重要的 9 种人体必需氨基酸进行评价，看它们的含量以及平衡程度，以找到最理想的蛋白质来源。

2. 脂肪也要吃

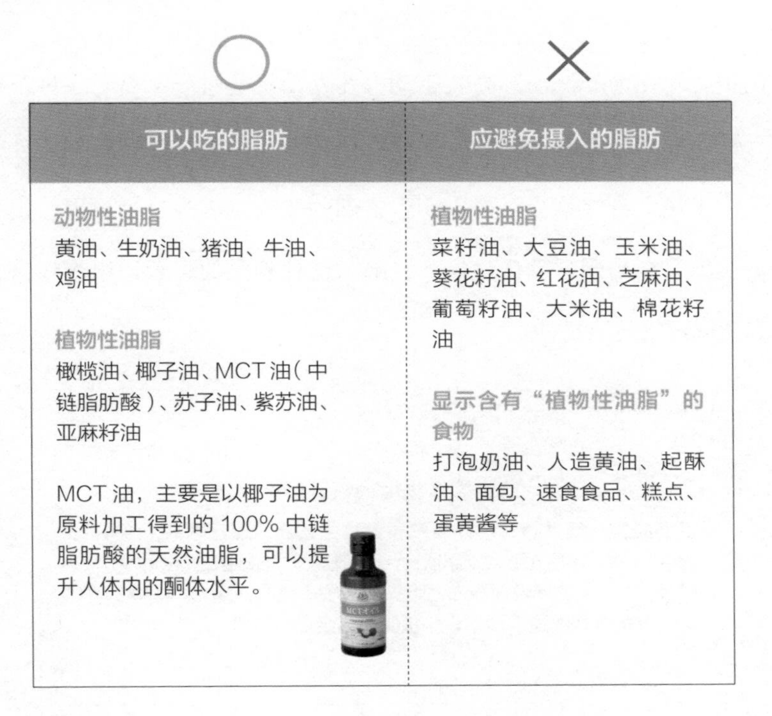

○ 可以吃的脂肪	× 应避免摄入的脂肪
动物性油脂 黄油、生奶油、猪油、牛油、鸡油 **植物性油脂** 橄榄油、椰子油、MCT 油（中链脂肪酸）、苏子油、紫苏油、亚麻籽油 MCT 油，主要是以椰子油为原料加工得到的 100% 中链脂肪酸的天然油脂，可以提升人体内的酮体水平。	**植物性油脂** 菜籽油、大豆油、玉米油、葵花籽油、红花油、芝麻油、葡萄籽油、大米油、棉花籽油 **显示含有“植物性油脂”的食物** 打泡奶油、人造黄油、起酥油、面包、速食食品、糕点、蛋黄酱等

通过研究控糖失败的案例，我们发现很多人失败的原因是在控糖的同时，也大幅限制了脂肪的摄入。可以说糖质和脂肪都是驱动身体的“汽油”，都是能量源，如果同时限制两者的话，就会引起“发动机熄火”，出现倦怠甚至眩晕症状。所以，在控糖的过程中，就不要限制脂肪，而且要重视脂肪的摄入，尤其是要摄入优质脂肪。不过，对已经处于肥胖状态并想减肥的朋友来说，还是有必要控制脂肪的摄入的。

脂肪之中，分为可以吃的脂肪和应该避免摄入的脂肪，请大家参考上表，选择优质脂肪摄入。

3. 摄入充足的铁

把脂肪转化为“汽油”高效驱动身体发动机的时候，需要一种重要物质——铁。如果身体缺铁的话，就只能把糖质当作能量源切换到另外的发动机了。于是，身体就会对糖质产生强烈的欲求。因为这个原因，很多缺铁性贫血患者会出现“糖依赖症”，陷入这种状况的患者，很难凭借自己的意志摆脱过度进食糖质。

动物性食物中的铁更好！

很多肉类、鱼类等动物性蛋白质食物中富含“血红素铁（heme iron）”。而菠菜等植物性食物中所含的铁是“非血红素铁（nonheme iron）”。人体肠道对于血红素铁的吸收率更高。猪、牛、鸡的肝脏，金枪鱼、鲣鱼、沙丁鱼等鱼类都富含血红素铁。

如果有朋友反复尝试控糖，但反复失败，那首先要检查一下是不是缺铁。在控糖之前，必须保证身体不缺铁。我建议缺铁的朋友在有意识多吃富含铁的食物之外，还要服用补铁剂，以快速改善缺铁的问题。

4. 控制糖质摄入量

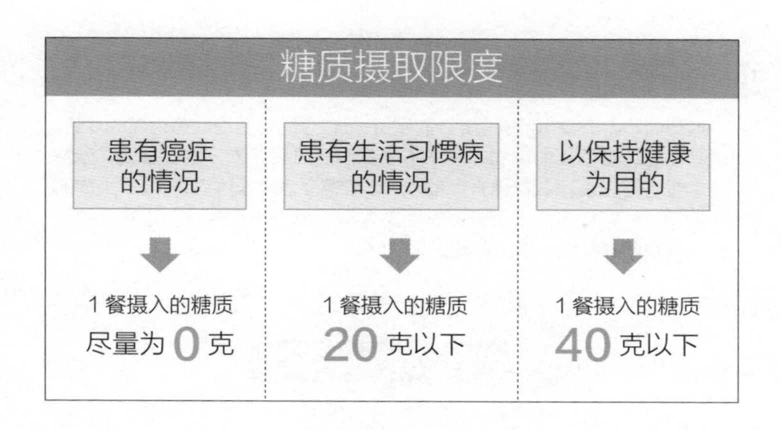

以前一直按传统习惯吃饭的朋友，控制糖质的摄入恐怕有点困难。但是，如果先给自己一段时间把饮食结构调整为“蛋白质、脂肪饮食”，再充分“补铁”的话，就会大幅度降低对糖质的欲望。那时再控糖，门槛自然就降低了很多。

特别是没有生活习惯病的朋友，如果只是为了保持健康而控糖的话，我建议每餐摄入糖质 40 克以下就可以了。大约可以吃小半碗米饭。

如果是受到糖尿病、动脉硬化等生活习惯病困扰的朋友，完全不摄入糖质是最理想的，但一开始可以从每餐摄入 20 克以下的糖质做起。如果是不幸患上了癌症的朋友，那么最好不要摄入糖质。

有效的减糖方法

1 完全不吃砂糖

血糖值急剧上升可能会引起“血糖值尖峰”，而吃砂糖就有这样的危险。砂糖是纯度很高的糖质，基本不含其他任何营养素，也就是说，砂糖中没有可以缓和血糖值升高的成分。市售的甜饮料中都加入了大量的砂糖，还有糕点，也是应该避免摄入的。想吃甜食的话，吃不含砂糖但含糖质的煎饼、水果等都要好一些。

有效的减糖方法

2 主食减半

如果突然大幅减少糖质摄入的话，容易引起强烈反弹，比如，某一天的突然暴饮暴食。尤其是不吃主食，大多数人都有抵触情绪。所以，不建议一开始就把主食断掉，可以先从减半入手，或者每天三餐只选两顿吃主食。具体比如，一日三餐都吃主食的话，可以每餐只吃半碗主食，也可以只选早餐和午餐吃主食，晚餐就不吃主食。

有效的减糖方法

3 善加利用低糖质食品

关于控糖这件事，说实话，我觉得民间企业的观念还要比医疗行业先进一些。最近不管是大超市还是街边便利店，都可以找到各种各样的低糖食品，甚至还有完全不含糖的甜品。刚开始控糖的时候，人难免还会对甜食有所留恋，这时可以用低糖食品过一下嘴瘾。我推荐不含大米和零糖质的蒟蒻食品，以及用零糖质面粉制作的拉面。

还有不会提升血糖值的甜味剂！

赤藓糖醇是糖醇的一种，它是从天然材料中提取的一种甜味剂。虽然赤藓糖醇中含有糖质，但它在人体内很难被代谢，约有 90% 以上会随尿液排出体外，所以不会提升血糖值。

每顿的主食减半

或者

一天三顿主食减为一天两顿或一顿

两种方法都可以！

水野医生推荐的低糖甜品店

当您心头涌起“我想吃甜食！”的强烈欲望时，下面两家店铺没准可以帮到您。它们经营的低糖甜品，口味比普通甜食好吃，关键还能帮您控糖！真是甜食爱好者的福音。

●堀田洋果子店
低糖甜品的开拓者。
首选推荐“巧克力泡芙指形点心”（7~8 月没有）。
http://mokichi-cake.com

● Chateraise
糖质减少 70% 的冰淇淋，您偶尔可以过一下瘾。
http://www.chateraise.co.jp

外出就餐也可以实践的“蛋白质、脂肪饮食”

去便利店买食品或去餐馆就餐，大家只要牢记关键词——“蛋白质优先”和“低糖”就可以了。下面就为您介绍健康的食物。

选咸味的，就没糖质！

烤鸡（咸味）2串

糖质 0 克

动物性蛋白质 16.2 克

脂肪 13 克

铁 0.7 毫克

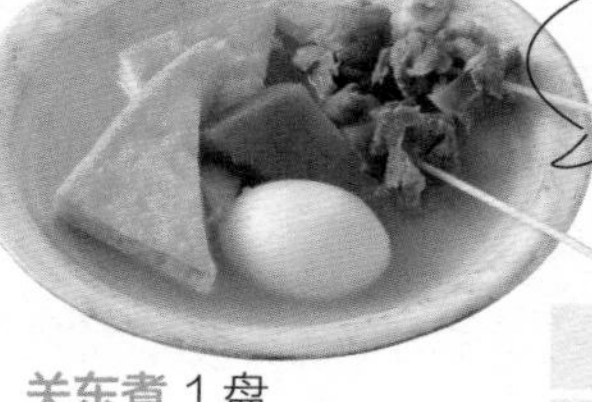

鸡蛋和牛杂富含蛋白质和铁！

关东煮 1盘

糖质 8.7 克

动物性蛋白质 20.7 克

脂肪 18.9 克

铁 4.3 毫克

补充蛋白质的最佳美食！

牛排 200 克

糖质 0.8 克

动物性蛋白质 30 克

脂肪 51.6 克

铁 4 毫克

附带的胡萝卜、土豆等根菜含糖量高，要注意。

汉堡肉 150 克

糖质 22.7 克

动物性蛋白质 14.4 克

脂肪 20.1 克

铁 2.9 毫克

便利店可以买到的蛋白质、脂肪饮食

不要吃里面的
通心粉和土豆！

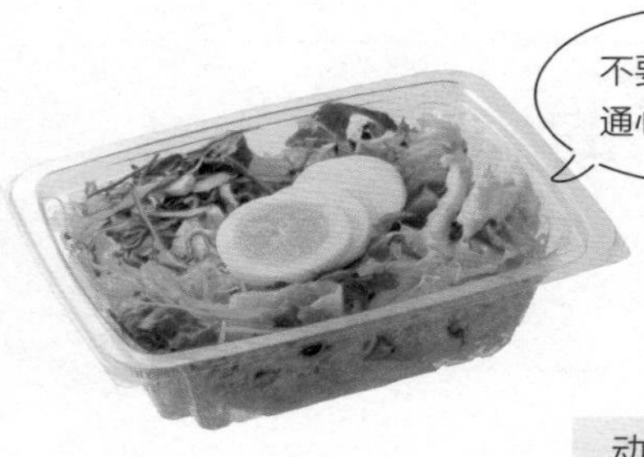

含鸡肉和蛋的沙拉 1 人份

糖质 3.1 克

动物性蛋白质 11.7 克

脂肪 3.2 克

铁 0.8 毫克

推荐温泉蛋

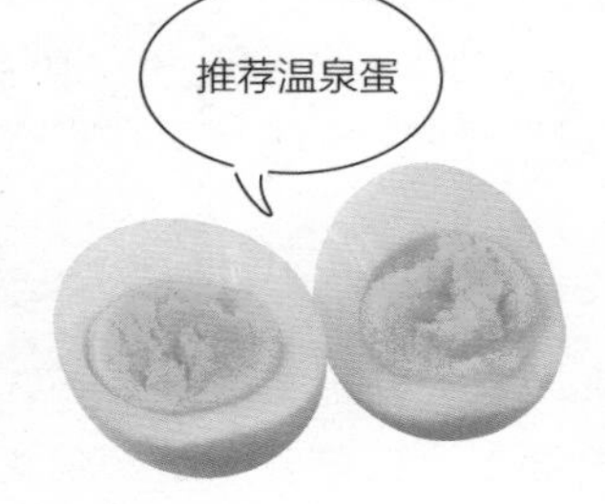

煮鸡蛋 55 克

糖质 0.2 克

动物性蛋白质 7.2 克

脂肪 5.7 克

铁 1 毫克

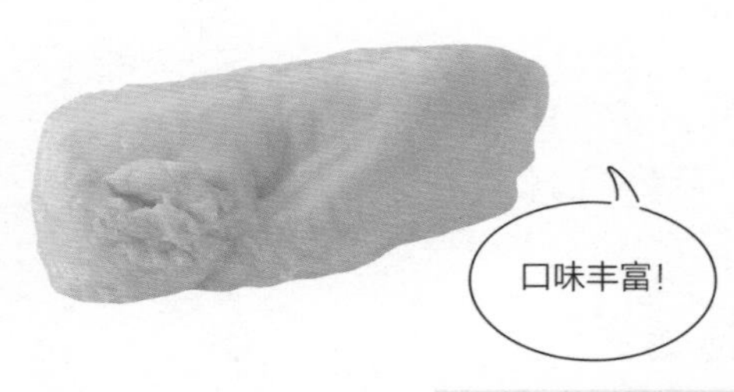

调味鸡胸肉 120 克

糖质 0.1 克

动物性蛋白质 21.6 克

脂肪 2.3 克

铁 0.4 毫克

做下午茶点
最合适！
SNOW
6P
CHEESE

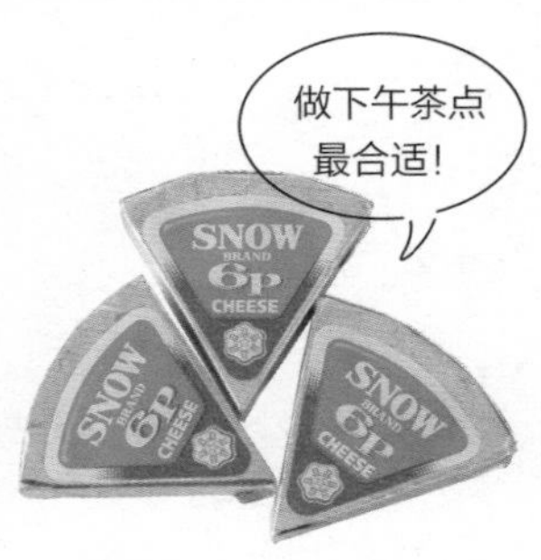

6P 芝士（混合干酪）3 块（54 克）

糖质 0.7 克

动物性蛋白质 11.3 克

脂肪 14 克

铁 0.2 毫克

去星巴克，我总会加超大份的无糖奶油“水野特别版”冰咖啡！

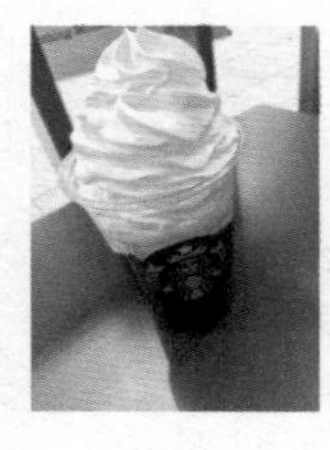

去星巴克的时候，我总会点左图中的“水野特别版”冰咖啡。我会要求在冰咖啡上加两大份的无糖奶油。星巴克的奶油是无糖的，但是由动物性和植物性奶油混合而成，含有反式脂肪酸。在控糖过程中，作为脂肪的补充，偶尔可以放纵一下，来一杯“水野特别版”冰咖啡。

水野医生某天的饮食方案

平日里，我通常一天只吃一顿正餐——晚餐，如下图所示，这顿正餐充满了蛋白质和脂肪。对我来说，一天所需的蛋白质和脂肪吃这一餐就足够了。

煎牛排 500 克
+
炒鸡蛋 3 个蛋

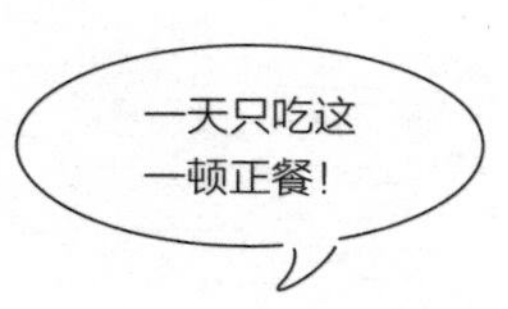

材料与制作方法（1 人份）

煎牛排

材料

· 牛排肉……2 块（1 块 250 克）
· 盐、胡椒……适量
· 牛油……适量
· 加点水芹更完美

制作方法

（1）剔除牛排肉上的筋，正反两面均匀撒上盐和胡椒腌制一下。
（2）在平底锅中放入少许牛油在火上加热，当牛油熔化至铺满锅底时，放入牛排肉，用大火煎。当一面煎至焦黄色，翻面煎，一分钟后即可起锅。
（3）将牛排盛入盘中，加一根水芹作为点缀。

炒鸡蛋

材料

· 生鸡蛋……3 个
· 盐、胡椒……适量
· 生奶油……3 大勺
· 黄油……15 克

制作方法

（1）将生鸡蛋的蛋液倒入碗中，加入适量的盐、胡椒、生奶油，搅拌均匀。
（2）在平底锅中放入黄油，用中火加热至七分热，倒入搅拌好的蛋液。
（3）用木锅铲翻炒蛋液，在蛋液被炒成固体之前关火，盛入盘中。

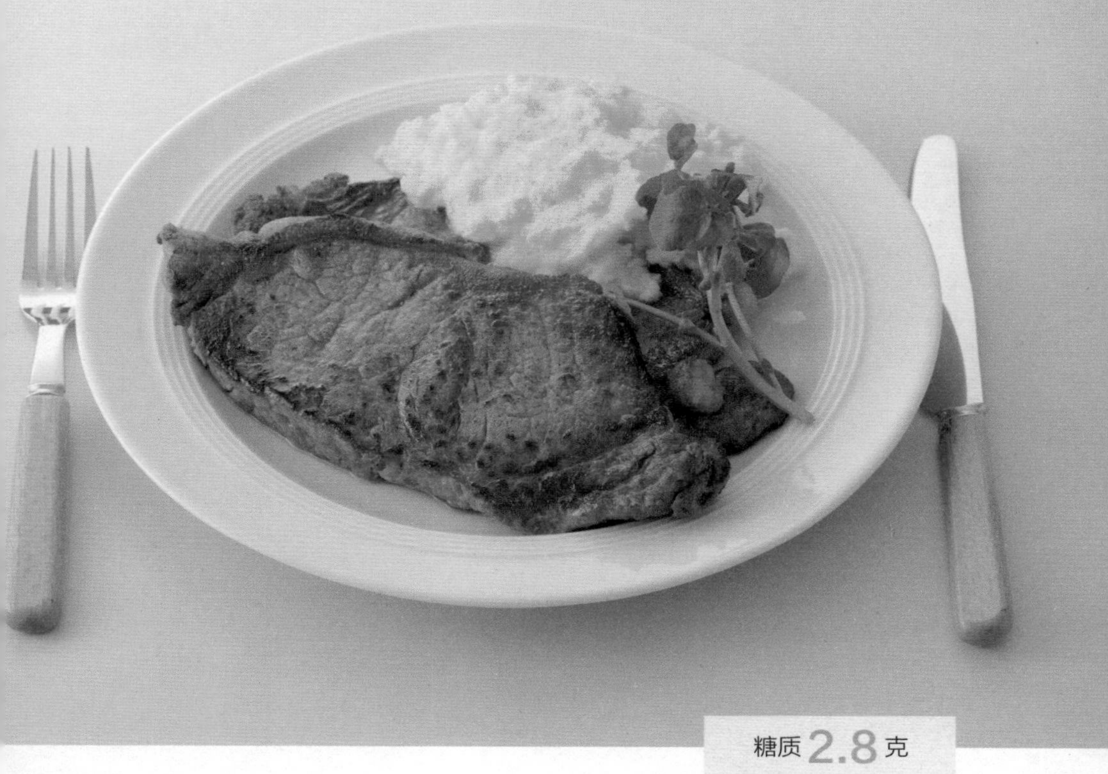

糖质 2.8 克
动物性蛋白质 96.6 克
脂肪 179.4 毫克
铁 15 毫克

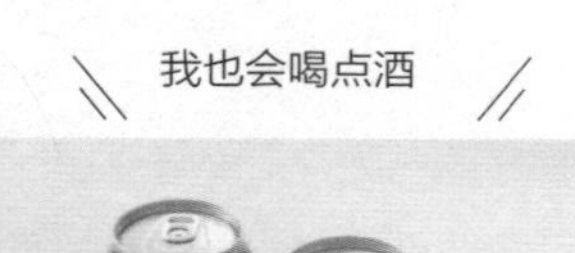

我也会喝点酒

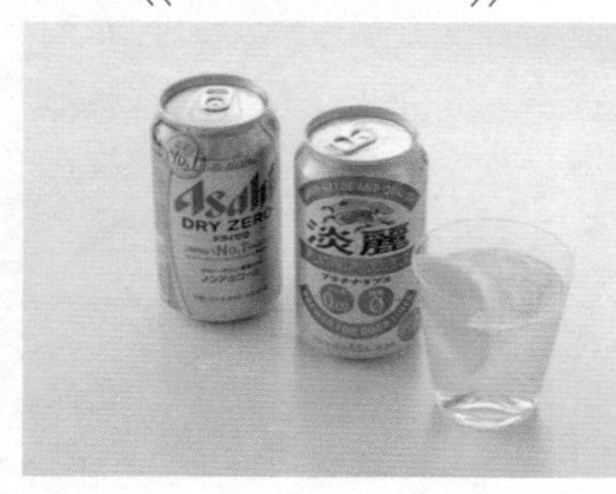

我喝酒，基本只喝不含糖质的酒。比如 High Ball 鸡尾酒、麒麟牌的无糖发泡酒，偶尔也喝朝日牌的无酒精啤酒。

煎牛排的调味新宠——蒜味盐

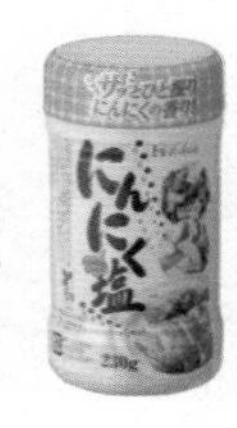

以前我在煎牛排的时候，一般都只用盐和胡椒来调味。但最近我发现了一种新的调味盐——蒜味盐。用它来为牛排佐味，非常对我的胃口。

2

第二章

糖质为什么对身体不好？

糖质到底是什么东西?

碳水化合物

=

膳食纤维（可以吃）

+

糖质（最好限制摄入量）

所谓糖质，如下页的图所示，是碳水化合物除去膳食纤维所剩的东西。

容易混淆的是糖类，糖类包含在糖质中，但糖类并不等于糖质。糖类是单糖类和二糖类的总称。单糖类有葡萄糖、果糖等；二糖类是两个单糖结合起来形成的，如砂糖、麦芽糖等。比二糖类结合更多单糖的是多糖类，淀粉就属于多糖类。单糖类、二糖类、多糖类、糖醇、人工甜味剂的总称，叫作糖质。

碳水化合物

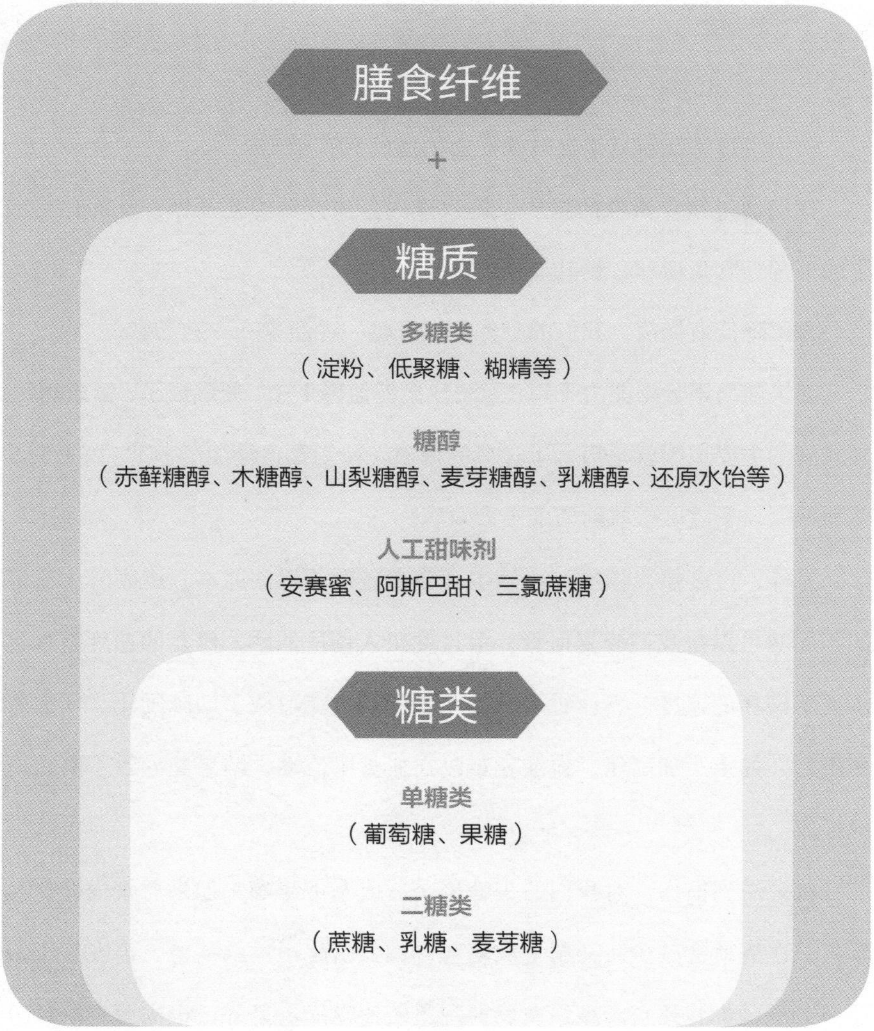

膳食纤维

＋

糖质

多糖类
（淀粉、低聚糖、糊精等）

糖醇
（赤藓糖醇、木糖醇、山梨糖醇、麦芽糖醇、乳糖醇、还原水饴等）

人工甜味剂
（安赛蜜、阿斯巴甜、三氯蔗糖）

糖类

单糖类
（葡萄糖、果糖）

二糖类
（蔗糖、乳糖、麦芽糖）

提升血糖值，让我们患上生活习惯病

前面讲过，能够直接提升我们血糖值的只有糖质。

我们通过饮食摄取的糖质，进入体内会被分解为葡萄糖，从而让血液中的葡萄糖含量增加，提升血糖值。

为了降低血糖值，我们的身体就会分泌一种激素——胰岛素。

如果胰岛素分泌能力下降，无法让血糖值降下来，便形成了“糖尿病”。糖尿病的主要成因就是摄入了过剩的糖质。特别是占糖尿病 90% 以上的 2 型糖尿病，不过度摄取糖质就不会发病。

另外，过度摄入糖质，血管也会变得破败不堪。原本，胆固醇中有好的胆固醇可以帮我们修复血管，但过度摄入糖质的话，修复的速度就远远落后于破坏的速度。当血管受到损伤变硬后，就形成了动脉硬化。而血管变硬后，如果不加高压，血液就难以在血管中流动，结果又导致了高血压的形成。

血管受到损伤，对我们的头脑也会造成恶劣影响。如果血管内壁伤痕累累，血流就会减少，甚至形成堵塞，就会引起慢性脑缺血，再发展下去还会造成脑细胞死亡。最终发展为阿尔茨海默病。另外，根据调查统计分析的结果，长期使用胰岛素的患者，容易引发阿尔茨海默病。体内胰岛素水平升高后，会造成 β 淀粉样蛋白难以分解，从而残留在体内。而 β 淀粉样蛋白是引发阿尔茨海默病的原因之一。有调查显示，糖尿病患者患上阿尔茨海默病的风险是普通人的 2 倍，而长期注射胰岛素的糖尿病患者患上阿尔茨海默病的风险更是普通人的 4 倍。

现实生活中，如果询问阿尔茨海默病患者日常的饮食结构，就会发现他们的日常饮食充满了糖质。阿尔茨海默病患者在吃饭的时候，常会不吃配菜，只把主食吃完了，因为他们对糖质有强烈的欲望。

而且，进入人体的糖质还会让癌细胞元气十足。因为糖质（葡萄糖）是癌细胞的能量之源，也是形成癌细胞的原材料。

由此可见，过度摄入糖质，可以引发以生活习惯病为首的多种疾病，因此说“糖质很危险”。

造成肥胖

传统观念一直认为“油脂吃多了会让我们发胖”，大多数人长期以来都是这么认为的。实际上，造成肥胖的直接原因，与其说是油脂吃多了，不如说是糖质摄入过多。

我们摄入糖质之后，为了降低血糖值，身体会分泌胰岛素。在胰岛素的作用下，脂肪细胞会吸收血液中的糖质，脂肪组织增大，人就变胖了。

要知道，胰岛素还有另一个名字，叫“肥胖激素”。

我们体内存储的脂肪，原本是当作能量源使用的。但如果体内存在大量胰岛素的话，脂肪就会附着在内脏上成为“内脏脂肪”。而内脏脂肪并不能作为能量源使用。摄入糖质导致人体大量分泌胰岛素的话，脂肪不会被燃烧。

我们的身体原本具有多重燃烧脂肪的机制，可是摄入大量糖质后，就给这些燃烧脂肪的机制都“踩了刹车”。

所以，最后的结论就是——肥胖的元凶不是脂肪而是糖质。

降低胃的活力

一般来说，大多数人有一种固有印象，认为“吃了油腻的食物后，感觉胃里沉甸甸的，有点消化不动的感觉”。但实际上，与脂肪相比，糖质能给胃造成更加强烈的负担。为什么这么说？**因为糖质有抑制胃部活动的作用。这种现象叫作“糖反射”**。

大米饭和馒头、面包等碳水化合物性的食物，以糖质为主，吃了这样的食物，只要 5 分钟，胃的工作就完全停摆了。之后，胃的工作也会持续被抑制，因为糖质赖在胃里不走，胃要分泌胃酸。结果，消化器官的内部受到胃酸侵蚀，还会引起反流性食管炎。我以前就是因为吃了过多的糖质食物，导致反流性食管炎非常严重。

在大家的印象中可能觉得稀饭、乌冬面比较容易消化，但因为它们也是以碳水化合物为主，所以进入胃里一样会引起糖反射。所以，“身体不舒服的时候适合喝点好消化的稀饭”只是一种迷信。喝稀饭反而会给肠胃增添负担。

顺便介绍一下，吃肉的话，30 分钟后就会在胃里被消化殆尽。鸡蛋和酸奶也要比米饭、面条、馒头更容易消化。

氧化和糖化→老化

肌肉、骨骼、血管、皮肤、黏膜等人体的所有部位，基本上都是由蛋白质构成的。大家不知道的是，过多摄入糖质，会使体内的蛋白质劣化。

当我们过多摄入糖质造成血糖值升高后，多余的葡萄糖就会附着在蛋白质上。这种现象叫作“糖化”。同时，在胰岛素的作用下，细胞内产生活性氧，在身体内制造“氧化”反应。

氧附着在体内的蛋白质上使之氧化，形成“身体的锈迹”，而糖化会使身体形成“焦煳痕迹”。

蛋白质发生糖化后，其弹性和活性就会丧失，从而发生劣化，导致身体老化加速。例如，如果血管发生糖化的话，便会引起动脉硬化；肌肉的胶原蛋白发生糖化的话，肌肉的弹性和舒张力就会丧失，从而造成下垂和形成皱纹。也就是说，糖质摄入越多，人体老化速度越快。

爱吃甜食的人，外貌要比一般人显老得多。

形成糖中毒和依赖症

“不吃大米饭就没有力气”“不吃碳水化合物脑子就转不动”……有这种倾向的人在现实生活中非常多。这就是所谓的糖依赖症，但大多数人并没有意识到自己的这个问题。糖质令人恐怖的地方，在于它有中毒性，容易引起精神上的依赖。即使我们知道糖质对身体不好，但并没有那么容易摆脱糖。我的患者中有一位糖尿病老奶奶，她就曾说过一句话：“不让我吃糖的话，还不如让我去死。”

前面我也说过，如果发展到这个地步，要靠自己的意志戒糖，是非常困难的。而且，对糖有依赖症的人，蛋白质、维生素、矿物质等营养素多半处于失调状态。他们驱动身体的能量来源就只剩糖代谢这一种低效率的方式了，而细胞也处于只能使用糖质的状态，因此会对糖质有强烈的渴望。所以我们说糖质是一种“毒品”，让我们的肉体和精神都对它产生高度的依赖。

食品添加剂也来凑热闹

单单是糖质已经很棘手了，可偏偏食品添加剂也来凑热闹，和糖质组合起来，进一步提高了糖质的危险性。

具有代表性的食品添加剂有“高果糖玉米糖浆”。它是由玉米淀粉分解制成的，由于它甜味强、价格低廉，所以在食品加工中经常作为甜味剂使用。所以我们经常能从食品包装袋的原材料说明中看到“高果糖玉米糖浆”的名字。

高果糖玉米糖浆麻烦的是，**它和通常的糖质不同，吃了它不会有任何饱腹感，所以我们容易不知不觉就摄入大量高果糖玉米糖浆，结果导致肥胖、高血压、糖尿病的风险大幅升高，因此现在世界上很多国家开始限制高果糖玉米糖浆的使用。**但遗憾的是，现在日本还没有对高果糖玉米糖浆做出任何限制。另外，高果糖玉米糖浆的原材料玉米，也不断受到“农药超标”“转基因”等多方面的质疑，美国已经高度重视高果糖玉米糖浆的问题。

不管从哪方面看，甜味剂作为食品添加剂都存在很高的风险，所以我们应该最大限度地减少摄入。

引起精神不稳定

人吃饱后容易犯困，大家都认为背后的原因是“血液都集中在消化器官帮助消化”，但实际上，这种现象与糖质也有密切的关系。

午饭吃了意大利面或乌冬面等糖质过多的食物后，血糖值会迅速升高。于是我们头脑中的快乐中枢做出反应让我们感到快乐，同时也会感到强烈的困意。在这种原理的作用之下，头脑的运转机能大幅下降。再有，由于血糖值迅速升高引发胰岛素大量分泌，之后血糖值又开始迅速下降。每个人分泌胰岛素的量有所差异，但餐后 1~2 小时会大量分泌，尤其是餐后 30 分钟会迎来胰岛素分泌高峰。在胰岛素的作用下，与血糖值急剧升高所带来的快乐感相反，我们又会感到“焦躁不安”。也就是说，**摄入大量糖质之后，快感和焦躁感就像过山车一样反复交替忽上忽下**。

另外，糖质摄入过多还会引起铁、蛋白质的不足，而这也是抑郁症的成因之一。关于这个问题我会在后面的第 141 页详细讲解。

“控糖”何时开始？从哪儿入手？

因为碳水化合物的过度摄入，导致现代病急剧增加，欧美早已意识到这个问题，早在 40 多年前的 20 世纪 70 年代，就已经开始推广低碳水减肥的观念。其中，“阿特金斯减肥法”还引起了一大热潮。后来，2004 年，美国糖尿病学会正式提出“直接提高血糖值的唯一营养物质是糖质”的观点。2019 年，美国糖尿病学会发表的共识报告中指出“限制糖质摄入的方法可以改善血糖值，该方法可以普遍适用”，把之前推荐的控糖理念进一步提升到了更高的地位。

另一方面，日本正式引入控糖的观念，是在 2000 年之后。一开始，控糖只被理解为一种全新的减肥方法，但大众逐渐发现了控糖对改善健康的效果。2012 年起，控糖开始引起日本人的重视，并不断推广开来。

2013 年之前，身高 160 厘米的我体重达到了 76.8 千克，是一个不折不扣的胖子。2013 年我开始实践控糖减肥法，结果仅用一年时间就成功减重 14 千克，变成了健康的正常体形。以前，我的糖化血红蛋白 A1c 数值偏高，属于糖尿病高危人群，还有非酒精性脂肪肝（NASH），但控糖减重之后，这些数值都正常了。

通过自身的真实体验，以及理论知识的学习，我确信控糖对健康具有积极的效果，于是开始对我的糖尿病患者实施控糖治疗。5 年来，我治疗的所有 2 型糖尿病患者（甚至需要注射胰岛素维持血糖值），全都摆脱了胰岛素，脱胰岛素率达到惊人的 100%！

但是，像我这样对患者进行控糖治疗的医生还很少。日本糖尿病学会至今还在推荐传统的限制热量的饮食。日本的糖尿病患者人数逐年增加，1997 年日本糖尿病高危人群为 1370 万人，而到了 2016 年，这个数字已经达到了 2000 万人。这就是日本所谓“标准治疗”的结果。

我呼吁日本的医生不要再等了，可以自主开始为患者进行控糖治疗。在高危人群转变成真正的糖尿病、代谢综合征、动脉硬化、阿尔茨海默病患者之前，开始控糖治疗吧！

日本是不控糖的危险地带

尽管我们知道直接提升血糖值的唯一营养物质是糖质，但日本权威机构依然指导民众一天的六成能量通过摄取碳水化合物，即糖质来补充。由此导致很多人的血糖值升高，还要借着药物甚至胰岛素来降低血糖值。通过药物或胰岛素来治疗糖尿病，依然是日本的主流治疗方法。

如果能指导民众限制糖质的摄入，就可以大量减少药物和胰岛素的用量，对糖尿病患者来说，也是有百利而无一害的。所以，我们的医疗权威机构有必要重新制定对糖质的摄取标准，让医生按照全新的控糖标准来为患者进行治疗。

海外一些国家已经开始举全国之力来限制民众的糖质摄入量。在英国，政府在 2017 年呼吁全体食品行业把砂糖含量削减 20%，更是从 2018 年开始征收“砂糖税”，对软饮料中含有的砂糖进行征税。欧洲各国也在效仿英国，开始征收砂糖税。

为了健康限制糖质的摄入，在发达国家已经成为一种共识。但是，日本对于糖质的摄入和税收，还没有任何规定。

民间走在了前面，已经开始控糖

现在如果您到日本的超市、便利店逛一逛，打着“零糖”“无糖”标签的食品应该随处可见。有些超市甚至专门开设了“无糖食品专区”。

如今，在日本的医疗第一线，还在建议民众采用糖质占五成以上的饮食搭配。即使对于住院的糖尿病患者，医院提供的病号饭中碳水化合物也占大半，但与此同时，又在给糖尿病患者注射胰岛素。这样的现状令人心痛。但是民间企业却已敏锐地捕捉到了世界对于糖质研究的最新成果，意识到糖质对人体的危害，不断推出少糖甚至无糖的食品。

举例来说，现在市场上已经可以买到完全无糖的面条、面包、发泡酒等商品。也就是说，控糖的我们，一样可以享受各种美味的食物。

名人、大企业家之中，开始控糖的人也不断增多。比如，伊藤忠商事的冈藤正广社长就是一位严格控糖的实践者，多家媒体已经报道过他的控糖经历。

如今，控糖已经不再是一股热潮，而是逐渐在人们的心中扎根，变成一种常规的保健方法。

通过水野式营养金字塔，和糖质诀别

前面讲过，米饭、馒头、面包、面条等碳水化合物食物的主要成分是糖质，可不吃这些食物，又该吃什么好呢？下页图中的三角形，是我设计的“营养金字塔”，显示了人类生存所必需的各种营养物质。

首先，最下面一层是基础，主要是蛋白质和脂肪。**我们应该用蛋白质和脂肪代替糖质，为身体供应能量。而且，通过蛋白质和脂肪为身体提供能量，其效率是糖质的 19 倍。**

另外，如我前面所说，人体的所有部位都是由蛋白质构成的，蛋白质是最重要的营养物质。如果摄入的蛋白质不足，那么我们的消化器官和消化液的活力就会减弱，其他营养物质即使摄入再多，也难以消化吸收。

随着医学科技的发展、健康观念的更新，营养的基础已经由过去的糖质转变为蛋白质和脂肪。换句话说，蛋白质和脂肪是应该最优先足量摄入的营养物质。

其次，第二重要的营养物质是铁。绝大部分日本人都缺铁，尤其是有月经的女性，有九成都患有缺铁性贫血。当人缺铁的时候，身体生产能量

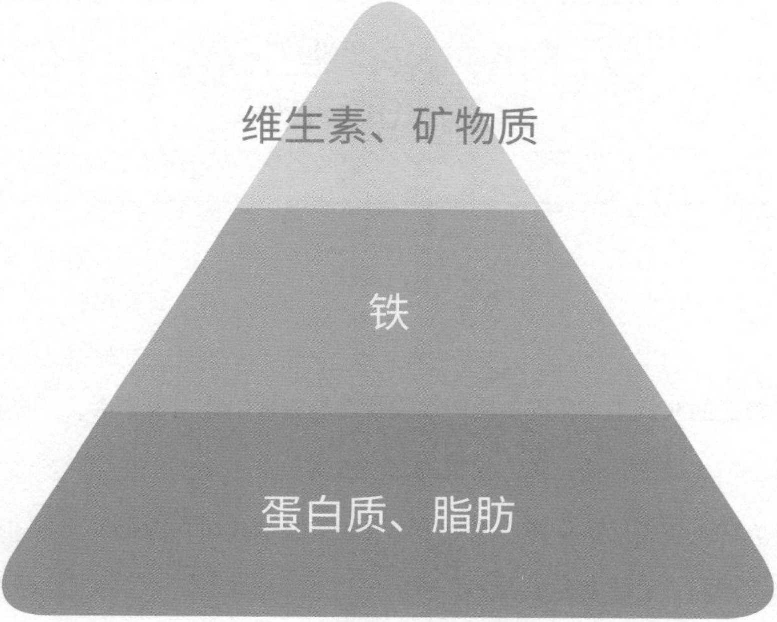

维生素、矿物质

铁

蛋白质、脂肪

的功能就会变弱，从而加速对糖质的依赖。关于这一点，前面已经详细介绍过了。虽然铁也是一种矿物质，但我把它单独拿出来列为一级，可见它的重要性。

再次，在驱动人体的过程中，各种各样的维生素、矿物质也是必不可少的营养物质。但如果过多摄入糖质的话，为了分解糖质，就会消耗大量的维生素和矿物质。所以，以精制米、面为主食的现代人，维生素和矿物质一般都会出现慢性不足的状况。我在第 14 页介绍的“传统饮食习惯”，维生素和矿物质就绝对不够。如果您一直坚持传统饮食习惯，那必须有意识地额外补充维生素和矿物质。

关于蛋白质、维生素、矿物质的补剂

曾经的我认为“营养物质应该通过食物摄取”。但说实话，只靠食物来补充所有营养物质，是一件很麻烦的事情。举例来说，要靠鸡蛋和肉类来补充一天所需的蛋白质，那每天必须吃大量的鸡蛋和肉食。为此还要去采购、烹调，不仅成本高，还费时间。

而且，对上了年纪的人来说，每天吃不下太多的鸡蛋和肉食。要让长者每天多吃些鸡蛋和肉食，恐怕他们也消化不了，反而会造成其他问题。

再看维生素和矿物质，当然，从食物中摄入是最好不过的。但是，本书开头我也讲过，对患有疾病的患者来说，每天必须摄入大量的维生素和矿物质，否则难以改善症状。要想通过食物来补充大量的维生素、矿物质，那相应地就必须得吃大量的食物。例如，一个人要维持健康，每天需要摄入 3000 毫克的维生素 C，而维生素 C 含量很高的柠檬，每一颗只含有 100 毫克维生素 C。要想摄入 3000 毫克维生素 C，那么一天就得吃下 30 个柠檬。这是绝对不现实的。

如果是只靠一日三餐正常饮食就能保持健康状态的年轻人还好，但我想，拿到这本书在读的朋友，多半都有健康方面的困扰，或者想生活得更健康一点。而且，慢性疾病的原因，大部分都是营养失调。身体健康的人还好，但要为了治病，就必须在足量摄入蛋白质、脂肪的基础之上，大量补充维生素和矿物质。

对需要大量补充营养物质的朋友来说，我建议服用补剂。服用补剂可以轻松、快速地满足我们一天所需的营养物质，改善病症，大家可以积极服用。总比一天吃 30 个柠檬来得容易。

不过，市面上销售的各种补剂，所含营养物质的量和品质参差不齐，很多朋友不知该如何选择。

所以，从下一页开始我就为您介绍一些平时我为患者推荐的营养补剂。这些补剂我自己也都吃过，效果也是经我本人亲身验证过的。但每个人所需要的营养物质种类、剂量都有很大差异，这些补剂以及服用剂量，也许适合我和我的患者，但不一定适合您。所以，大家在服用这些补剂的同时，要密切观察自己身体的变化，然后及时做出取舍和调整。

水野医生使用的
营养补剂一览

只为您介绍我服用过，并亲身验证过效果，
而且服用简单、购买容易的营养补剂。

【营养补剂的购买方法、选择方法】

接下来要介绍的营养补剂，除了蛋白粉和肠胃调理剂，都是在美国专门销售营养补剂的网站“iHerb”上购买的，价格在 1000~2000 日元。可以说美国是营养补剂的发达国家，与日本相比，美国营养补剂的品质高、价格便宜，而且品种十分丰富。“iHerb”上的营养补剂商品十分丰富，大家在购买的时候容易搞错，所以大家在参考购买的时候，一定要认准我发的商品代码。在网站搜索商品的时候，输入商品代码也可以迅速找到相应商品。但偶尔也会遇到断货、更换包装等情况。

补充蛋白可以服用蛋白粉，不同厂家的口味不同，大家选择自己喜欢的口味买就可以了。我推荐的是“Be Legend”。

关于肠胃调理剂（Miyarisan），在日本的一般药店都能买到。

至于该选择哪种营养补剂，又该服用多大剂量，大家可以在读完第二章后，再根据自己的身体情况做出选择。

【水野医生推荐的营养补剂销售网站】

“iHerb”　https://jp.iherb.com

铁

日本国内销售的“血红素铁”的营养补剂，有效成分含量低，所以我推荐外国的“螯合铁（36 毫克）”。如果服用这个剂量您会感觉反胃的话，可以选择 18 毫克的剂量。1 次 2 粒，1 日 2 次。分两次服用吸收更好，但一次性服用 4 粒也可以。

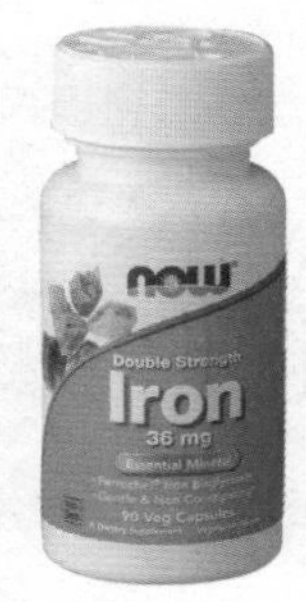

Now Foods
Iron 36 毫克 90 粒
商品代码：NOW-01444

蛋白质

不怎么吃鸡蛋和肉食的人，容易出现重度蛋白质缺乏，症状表现是胃灼热（俗称烧心）、闹肚子。我建议这样的朋友要吃肉、蛋，同时服用蛋白粉补充蛋白质。一开始可以 1 天 3 次，1 次 1 大勺蛋白粉（7 克）。1 大勺蛋白粉所含蛋白质约为 5 克。

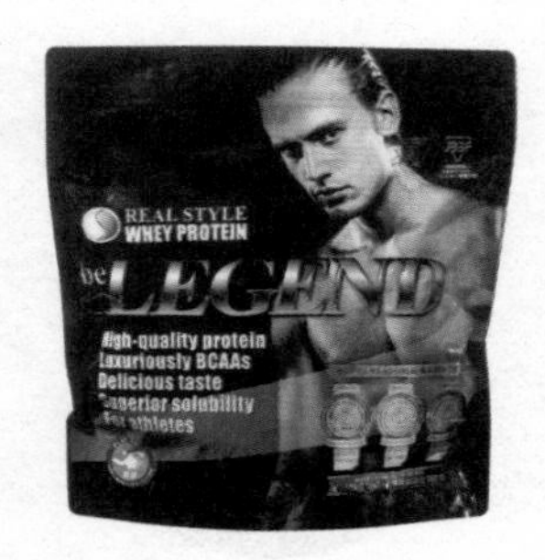

我经常吃的蛋白粉“Be Legend”（电话：0120-242-044）是以天然养育（不适用激素、抗生素）的牛的牛乳为原料制作而成，蛋白质含量很高。1 千克价格为 2600~3100 日元。

B 族维生素

B 族维生素参与糖质、蛋白质、脂肪的代谢。下图商品是 B 族维生素复合体。因糖质摄入过度而导致 B 族维生素不足，从而对糖质依赖性高的朋友，必须补充 B 族维生素。空腹服用 B 族维生素补剂的话，容易造成胃部不适、胀气甚至呕吐，所以应该在饭后服用。

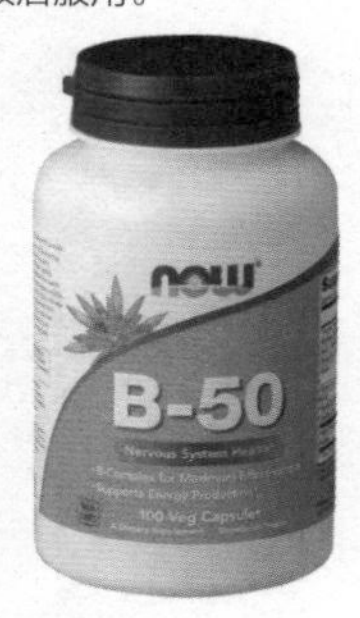

Now Foods
B-50 100 粒
商品代码：NOW-00420

维生素 A

维生素 A 有助于维持皮肤、黏膜的健康，有助于视网膜色素的形成，还可以提高人体的免疫力。但注意，不要一开始就摄入高剂量的维生素 A，最初 1 天摄入 25000 国际单位（IU）即可，当身体蛋白质不足的情况得到缓解后，再逐渐加量。

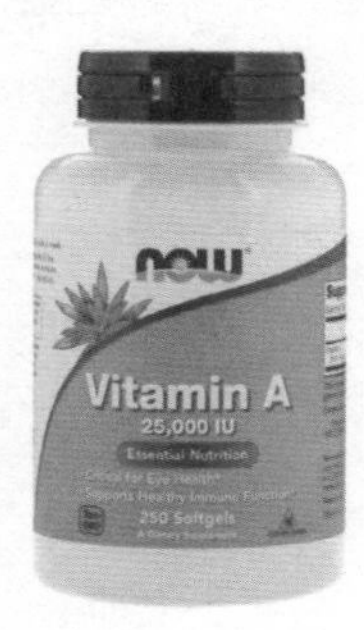

Now Foods
Vitamin A 25000IU 250 粒
商品代码：NOW-00342

维生素 C

维生素 C 可以让我们的血管、牙齿保持健康，提高精神抗压力和感冒的抵抗力，还有抗氧化的作用。对于预防癌症、抗老化也有一定的作用。1 天建议补充 3000 毫克（3 克）~10000 毫克（10 克）。另外，因为维生素 C 还可以滑肠通便，所以我建议服用量最好控制在即将产生腹泻感之前。

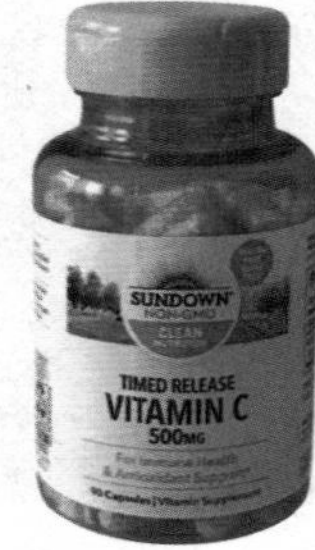

Sundown Naturals
Vitamin C 500 毫克 90 粒
商品代码：SDN-90526

烟酸（维生素 PP）

烟酸对人体的有益效果很多，而且作用明显，因此号称“最强维生素”。所有希望保持身体健康的朋友，我都推荐服用烟酸补剂。但 1 天服用量超过 100 毫克的话，可能会出现皮肤刺痛、刺痒的不良反应。我推荐维生素 C 与烟酸胺阶段性组合服用，具体方法请参见第 122 页。

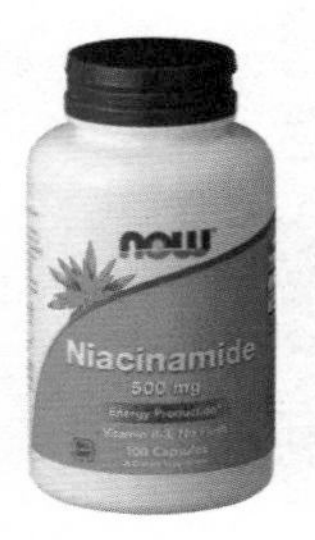

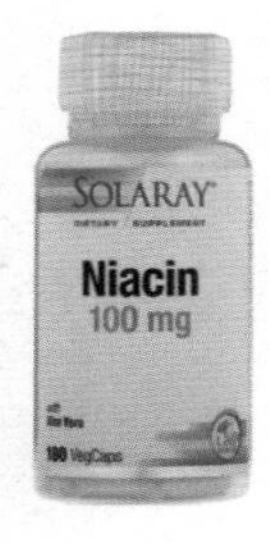

Now Foods
Niacinamide 500 毫克 100 粒
商品代码：NOW-00478

Solaray
Niacin 100 毫克 100 粒
商品代码：SOR-04359

维生素 E

维生素 E 是一种脂溶性维生素，可以引导其他营养素进入细胞内。维生素 E 的抗氧化效果非常强，可以保持血管健康，抑制血液中 LDL 胆固醇的氧化，防止红细胞遭到破坏。我推荐下图中 D-α-维生素 E 的补剂。对于随着年龄增长而出现的体臭也有改善效果。1 天服用量应控制在 400~800 国际单位。

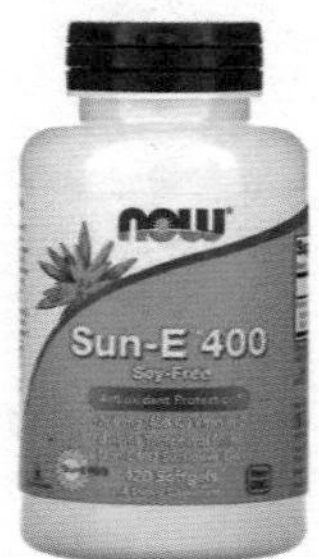

Now Foods
E-400 250 粒
商品代码：NOW-00839

维生素 D+K

维生素 D 具有提高人体免疫力、抑制体内炎症的多重功效。为了防止过量摄入维生素 D 而引起副作用，下图中的商品同时含有维生素 D 和维生素 K。1 天中维生素 D 的摄入量如果超过 10000 国际单位，就必须一并服用维生素 K。在花粉症流行的时期，1 天可以摄入 30000 国际单位的维生素 D+K。

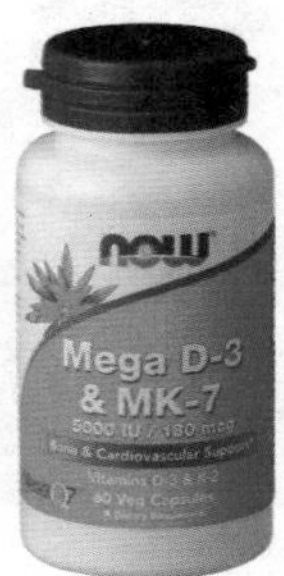

Now Foods
Mega D-3 & MK-7 5000 国际单位 /180 微克 60 粒
商品代码：NOW-00384

镁

镁具有缓解疲劳、高血压、头疼的功效，还能预防血栓的形成。镁这种矿物质多存在于细胞液中，和人体能量的生产存在密切关系。当人易感疲劳或腿经常抽筋的时候，就是体内缺乏镁的信号。但摄入镁容易引起腹泻，所以肠胃功能弱和高龄者，应该控制摄入量。肾功能不全的患者严禁摄入镁。1 天的摄入量以 200~500 毫克为宜。

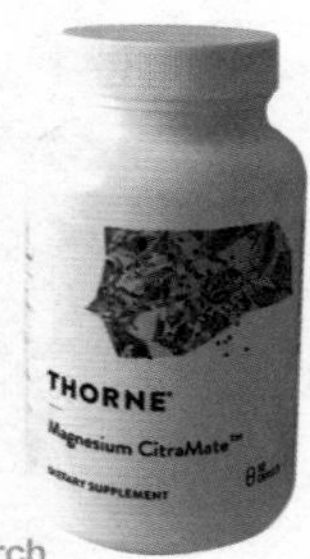

Thorne Research
Magnesium CitraMate 135 毫克 90 粒
商品代码：THR-27202

锌

锌作为一种矿物质，有助于伤口愈合，保持黏膜健康，除此之外还和人的味觉有着密切关系。大部分日本人都缺锌，尤其是喜欢饮酒的人，因为饮酒会消耗体内的锌。所以，爱饮酒的人一定要补锌。1 天补充 50 毫克的锌比较合适。我推荐不含铜的补锌剂。

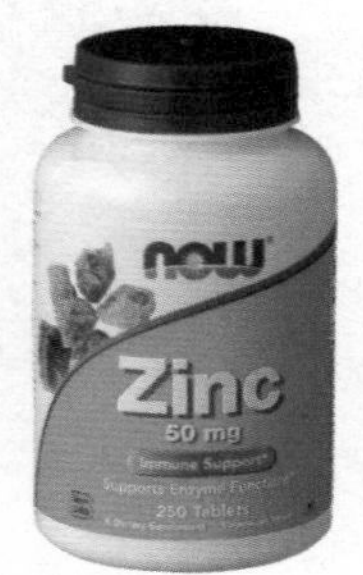

Now Foods
Zinc 50 毫克 250 粒
商品代码：NOW-01522

EPA

EPA 是一种不饱和脂肪酸，活血效果明显。选择 EPA 补剂的时候，最好选择 100%EPA 的类型。1 天的摄入量以 1000 毫克为宜。有出血风险的疾患，或者正在服用活血药物的患者，不要摄取 EPA 补剂。服用前请听取医生的建议。毕竟这种补剂价格比较贵，5000 日元一瓶。

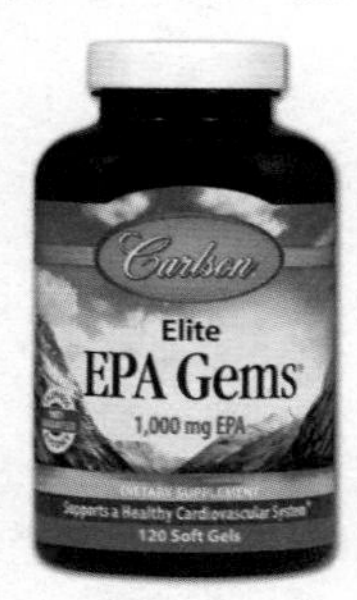

Carlson Labs
Elite EPA Gems 1000 毫克 EPA 120 粒
商品代码：CAR-01681

硒

肉、鱼、谷物等各种食物中都含有硒。硒对生殖、甲状腺激素代谢、DNA 合成、抗氧化、预防感染等都有重要作用。硒还有助于将汞等有害物质排出体外。1 天的服用量为 200 微克。

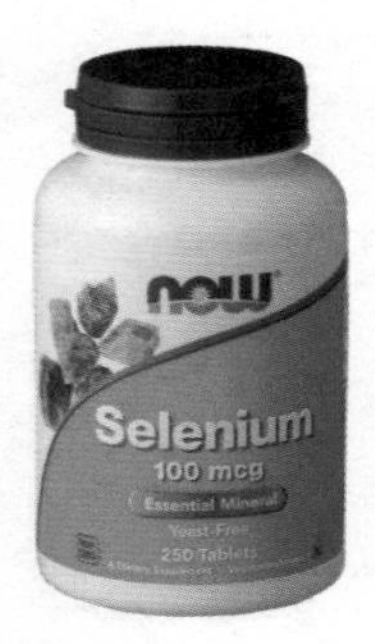

Now Foods
Selenium 100 毫克 250 粒
商品代码：NOW-01482

虾青素

甲壳类动物体内富含虾青素，是甲壳类动物体内的一种红色素。虾青素具有很强的抗氧化、抗炎症作用。空腹摄取可能引起胃部不适、胀气、呕吐等，所以建议饭后服用。1 天摄入量控制在 4~10 毫克。

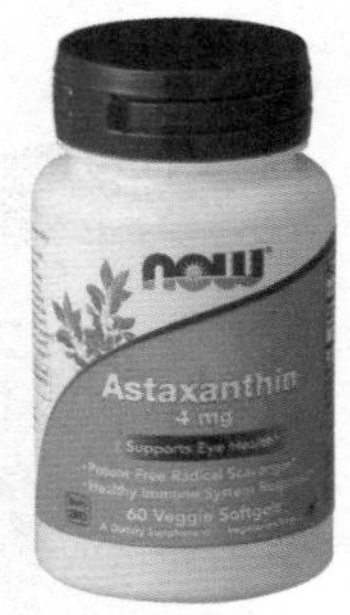

Now Foods
Astaxanthin 4 毫克 60 粒
商品代码：NOW-03251

谷维素

米糠的脂肪中含有谷维素。谷维素抗氧化作用很强，作为药物用于治疗老年痴呆症、动脉硬化、脑软化等疾病。对于高脂血症、更年期综合征以及抑郁症都有改善效果。

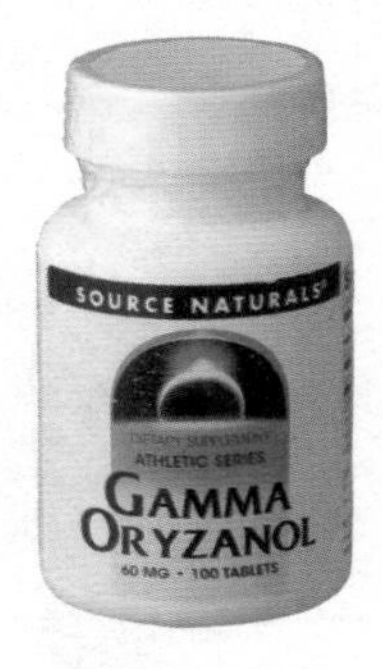

Source Naturals
Gamma Oryzanol 60 毫克 100 粒
商品代码：SNS-00684

肠胃调理剂

下图商品是一种含有酪酸菌的肠胃调理剂，酪酸菌具有帮助消化、吸收的功效。同时，酪酸菌还可以促进肠道分泌抑制食欲的激素，所以对于减肥也有帮助。它的副作用是腹部饱胀感、放屁增多、便秘、腹泻等。1 天的摄取量应控制在 3~10 片。

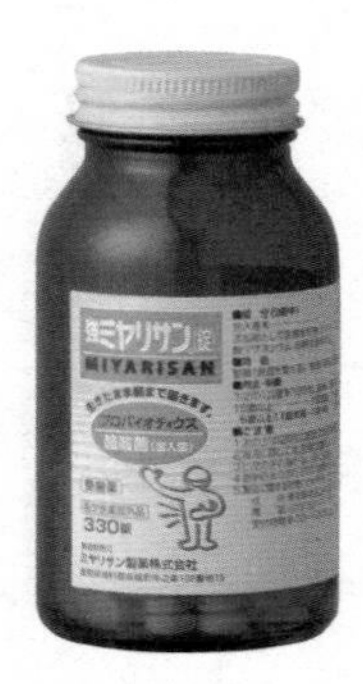

强肠胃调整片 “指定药妆” 330 片
日本国内药妆店都可买到。

肉碱

肉碱几乎存在于我们体内的所有细胞之中，它可以将脂肪转化为能量，因此可以作为减肥辅助营养素使用。另外，肉碱还具有将有毒物质排出细胞的排毒效果，还可以提高人的耐力。该商品是酸甜味的糖浆，口感很好，易于服用。1 次 15 毫升，1 天 2 次。

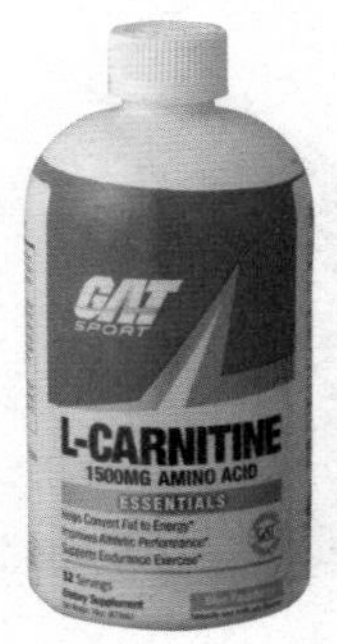

GAT
L-CARNITINE LIQUID FREE FORM AMINO ACID
473 毫升 商品代码：GAT-00042

3

第三章

控糖实践具体方法

开始之前……为了长久坚持，我们必须了解的知识

“长期坚持控糖对我来说太难了……”每天都以米饭、馒头、面条为主要食物的人，对于控糖肯定会产生焦虑。也许很多朋友已经有过控糖失败的经历。不过在这里，我请您放心，只要您按照我介绍的窍门来做，控糖一点都不痛苦，完全不用勉强自己。

首先，请放弃“摄入糖质就罪大恶极”的观念，不要用善恶来评判吃糖这件事，这是控糖的一个大前提。因为对糖质的反感，反而会让我们在心理上产生反弹。比如，“我都控糖一周了，今天可以奖励一下自己，吃个蛋糕！”这是让人难以长期坚持控糖的一个陷阱。

所以，不要用善恶来评判吃糖这件事，一开始只需让自己轻松地尝试一下：“我试试多吃肉、少吃主食，看会有什么变化。”只有轻松的方法才能长期坚持。前言中我就讲过，与“不能吃主食”相比，“可以多吃肉”的说法，不容易引起人的抵触心理。

除此之外，在实践控糖的过程中，还有几个容易落入的陷阱，下面就举 5 个典型的例子，供大家参考，希望大家引以为戒。

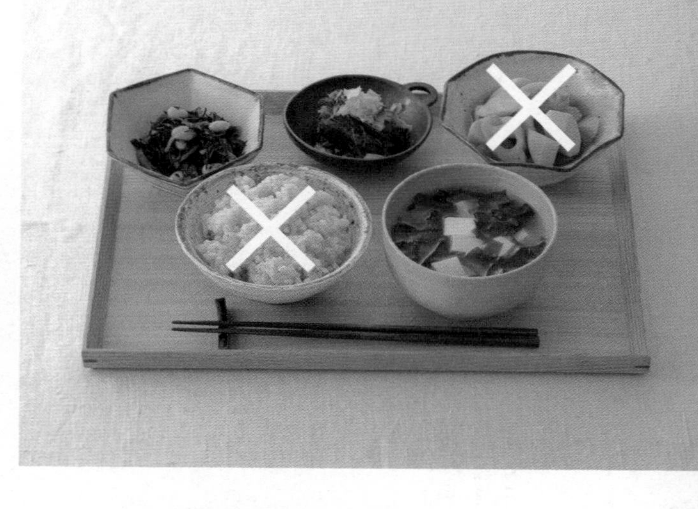

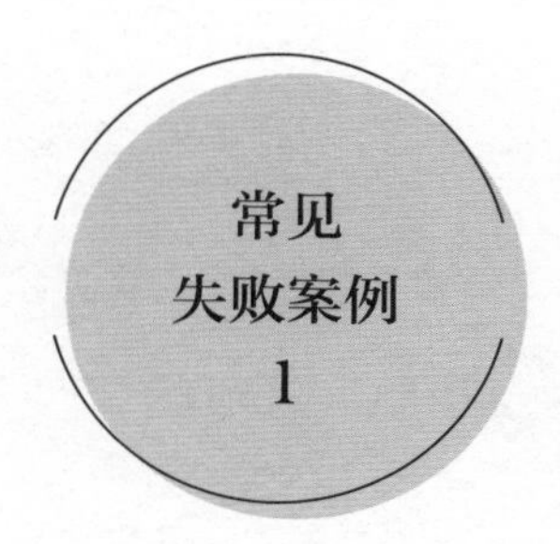

常见
失败案例
1

只减少糖质摄入

最常见的“减少碳水化合物，
只吃蔬菜和豆类”的模式

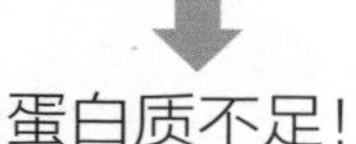

蛋白质不足!

经常有控糖的朋友抱怨说：“开始控糖后，我感觉体力明显下降，甚至还出现过眩晕的情况……”如果问一下他们控糖后都吃了些什么，您就会发现，他们摄入的蛋白质、脂肪严重不足。

对本来就比较苗条的人来说，同时减少糖质、蛋白质、脂肪的摄入，身体缺少了能量来源，就像汽车没了汽油，自然会发生“熄火”的情况。

控糖的朋友，最常见的饮食调整方案如上图所示，只减掉了碳水化合物，以蔬菜和豆制品为主要食物。这样的饮食搭配，一定会引起营养失衡。可能有的朋友头脑中已经出现疑问了：“豆制品不是富含蛋白质吗？”要知道，植物性蛋白质的吸收率远低于动物性蛋白质，所以只吃植物性蛋白质，不足以满足身体所需的蛋白质。

常见失败案例 2

想靠豆类、豆制品补充蛋白质

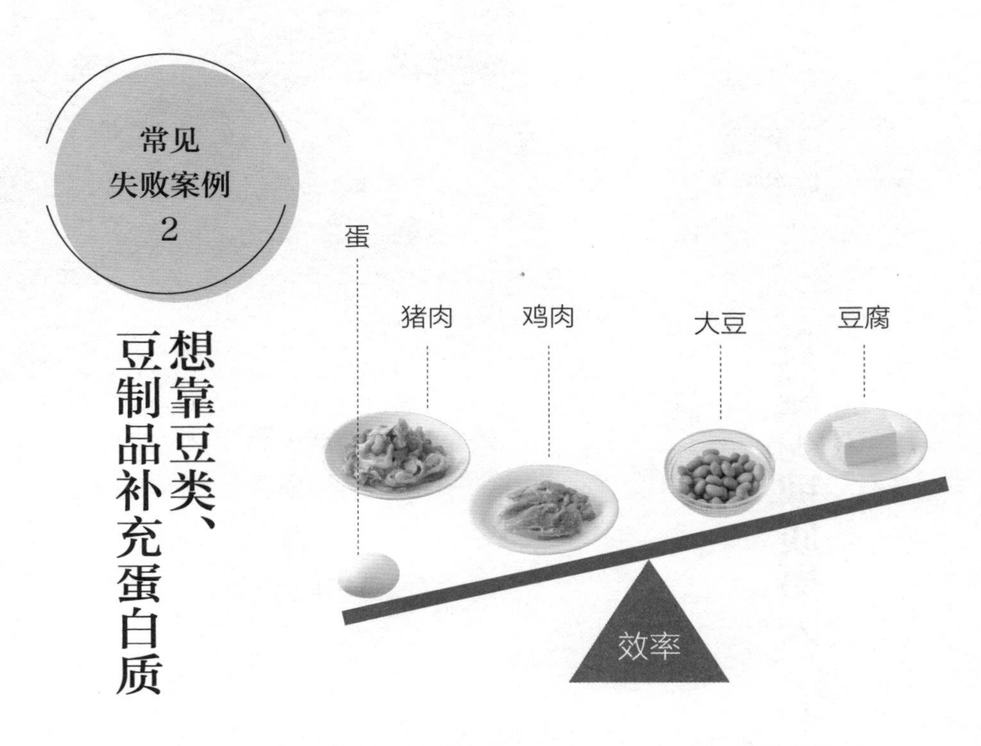

按照前一页图片中的饮食搭配控制糖质摄入的朋友，一定会出现蛋白质不足的情况。如果我对他们说：“请多多补充蛋白质。”他们大多会回答：“好的，我多吃豆类和豆制品。”但是，只依靠豆类、豆制品来补充蛋白质，是远远不够的。植物性蛋白质比肉、鱼、蛋等动物性蛋白质更不容易被人体吸收。如第 46 页介绍的蛋白质评分中，鸡蛋为 100，而大豆只有 56，只有鸡蛋的一半多点。要补充 100 克的蛋白质，您知道要吃多少块豆腐吗？15 块！

所以，要补充蛋白质，肉类、鸡蛋等动物性蛋白质才是王道。

常见失败案例 3

认为『只减少主食即可』

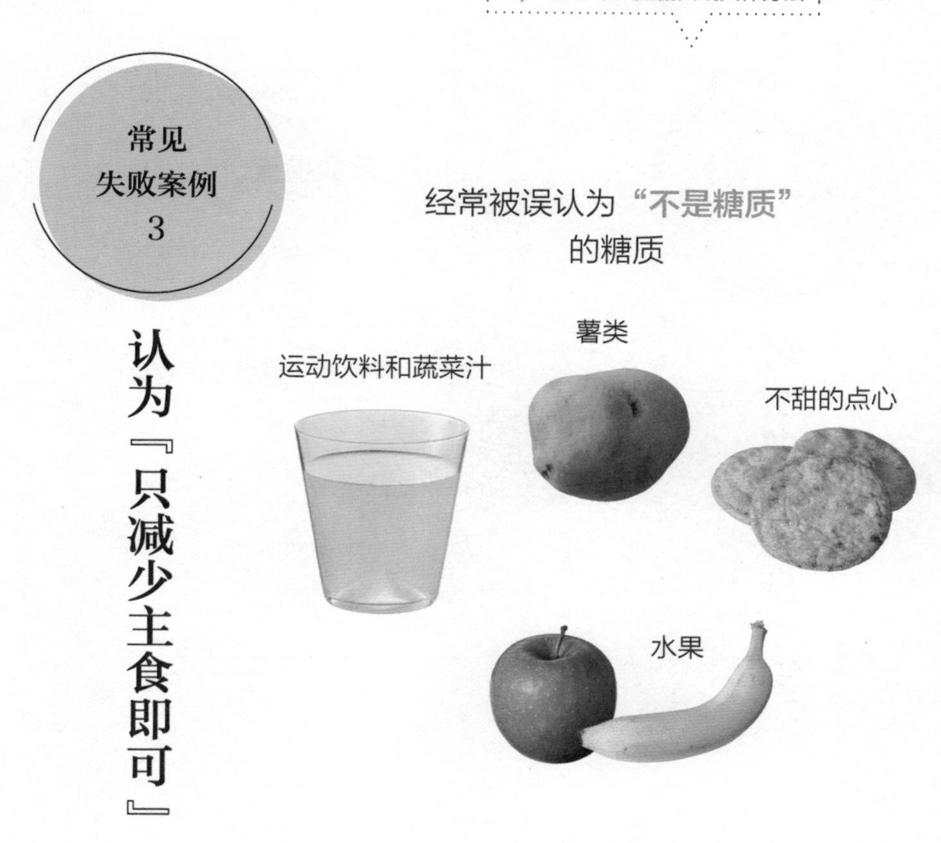

“我已经停止摄取糖质了，可一点也没瘦下来……”

有类似烦恼的朋友，我建议您把一天所吃的食物全部写出来，说不定从中就可以找到“隐藏糖质”。有些朋友只是减掉了米饭、馒头、面条等主食和很甜的糕点，但其实像土豆、红薯等薯类，水果、蔬菜汁、运动饮料等都含有较高的糖质。尤其是最近，随着农业技术的发展，很多水果经过改良变得甜度很高，虽然很好吃，但含糖量也随之升高了。

大家可以对照第 28 页的“含糖量高的常见食物”来检查自己的饮食搭配。

常见
失败案例
4

对贫血的重视不够

☑ 贫血检查

- □ 总想吃甜食，戒也戒不掉
- □ 突然站起来的时候会感到眩晕
- □ 易感疲劳
- □ 指甲凹凸不平
- □ 肉、蛋、鱼吃得很少
- □ 有怀孕、生产的经历

难以抑制自己对糖质的欲望——这样的朋友很可能是因为缺铁而导致的“糖质依赖症”。日本人，尤其是日本女性，大多数都缺铁。尤其是长期坚持“以蔬菜为中心的健康饮食”的人，更容易造成重度缺铁。与肉类、鱼类中所含的动物性铁（血红素铁）相比，蔬菜、豆类中所含的植物性铁（非血红素铁）的吸收率要低很多。人体缺铁的话，代谢就会出现异常，从而让身体对糖质产生强烈的欲望。所以，对缺铁的朋友来说，在限制糖质摄入之前，应该先把铁补起来。

常见失败案例 5

认为『糙米可以随便吃』

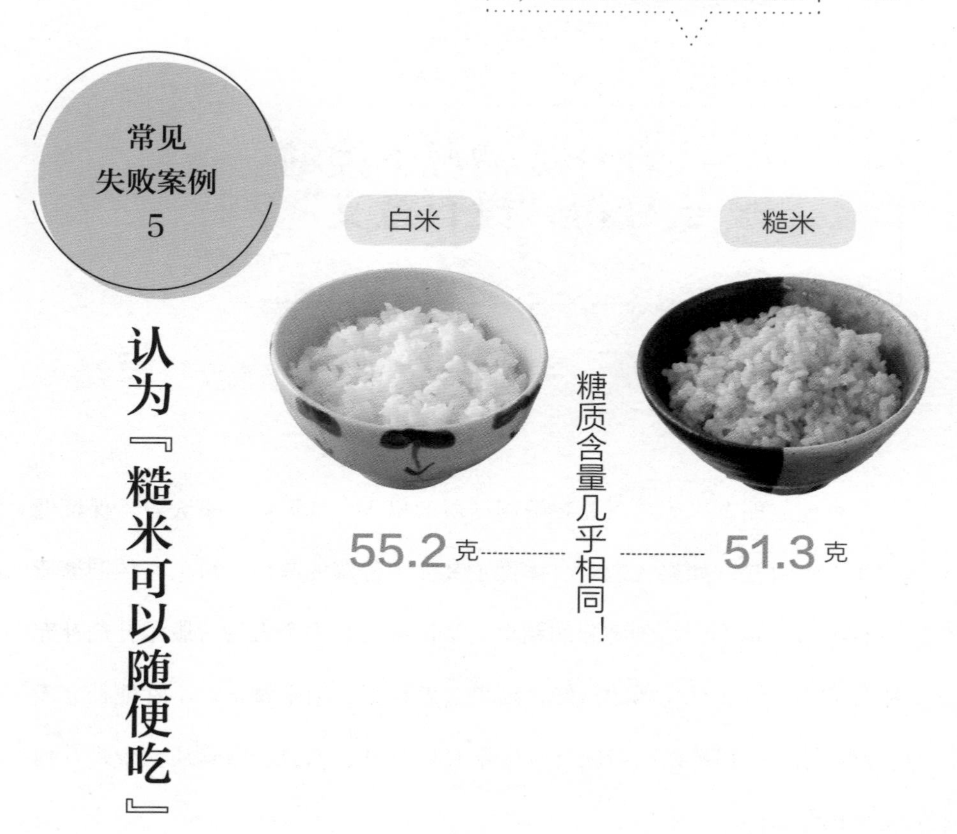

在大多数人的印象中，认为糙米要比精制白米健康。确实，未经精加工的糙米，带有米糠，而米糠中含有维生素和矿物质等营养物质，营养成分较精制白米要全面。

话虽如此，但就糖质的含量来看，糙米和白米几乎没有差别。糙米因为含有维生素、矿物质，所以吃糙米饭比吃白米饭提升血糖值的速度要慢一些。但为了降低血糖而分泌的胰岛素量，二者是没有区别的。

在我心目中，白米和糙米都是高糖食物，但非要我选一种的话，我会选糙米。但控制摄入量是关键，多吃是绝对不可取的。

在什么情况下控糖会变得“没有意义”？

可能有朋友以为“只要我限制糖质的摄入，就可以万事大吉，保证健康了”。可是，如果我们对身体做了其他不健康的事情，再怎么控制糖质的摄入量，也不会得到健康的结果。举例来说，一个人每天服用补剂补充维生素 C，但他有吸烟的嗜好，结果会怎样呢？结果就是，不管他补充多少维生素 C，都难以改善缺乏维生素 C 的现状，而且，吸烟还会带来其他更多的危害。

药和毒对抗，常常是毒获胜，而且是压倒性胜利。

尤其需要引起注意的是那些依赖性强的毒素，比如，烟草、酒精、糖质。我把这三种物质称为“三大毒素”。因为这三种物质的成瘾性很强，深陷其中的人要想戒掉它们，需要很大的决心和毅力。

而且，烟草、酒精、糖质都会对我们的内脏、血管发起攻击，是诱发癌症的重要原因。也就是说，摄入这三种毒物，让我们的身体不健康，甚至生病，为此还要花钱治疗，能不能治愈还是个未知数。结果不仅要花钱还要花费大量的时间，耽误工作不说，家人悲伤、寿命缩短，最终痛苦地迎接死亡。这样的人生真是太没有“性价比”了。所以，我们一定要远离那三种毒素。

下面我就教您戒掉那三种毒素的一个窍门，就是不让它们进入您的视线。看到这些成瘾性的毒物时，我们脑内就会分泌快感激素——多巴胺，从而想把它们摄入体内。此时仅凭借意志是很难阻止自己的。但只要不让自己看见它们，脑内就不会分泌多巴胺。企业在做市场营销的时候，就会挖空心思去激发顾客脑内多巴胺的分泌，从而让顾客产生购买欲望。

心理学家曾进行过一次著名的心理学实验“棉花糖实验”。看 4 岁的儿童能否抵制住棉花糖的诱惑。结果发现，盯着棉花糖看的儿童最后都吃掉了棉花糖，而不去看棉花糖的儿童，最后忍住了诱惑，没有吃棉花糖。

在生活中，我们要尽量不让糖质、香烟、酒进入我们的视线。牢记“毒素对眼睛也是有毒的”“为了不让毒素进入体内，首先不要让它们进入自己的视线”。这是控糖成功的第一步。

不能控糖的人群

只要不是糖尿病患者，对大多数人来说，限制糖质摄入是有百利而无一害的。

但也有些人不适合控糖，甚至是绝对不能控糖的。主要有以下四种情况，大家一定要注意！

（1）已经在治疗糖尿病的患者

正在进行糖尿病治疗的患者，经常会面临“低血糖”的风险。尤其是长期内服“SU类降糖药（强制分泌胰岛素的药物）”的患者，以及注射胰岛素的患者，这些患者如果完全不摄取糖质的话，血糖值就会进一步降低，使人陷入低血糖的危险之中。所以，正在治疗糖尿病的患者，凭自己的判断控糖是非常危险的，一定要听取医生的建议。

（2）肝功能不全、低下的患者

我们的肝脏，可以通过“糖新生”作用将蛋白质转化为糖，也可以通过脂肪代谢产生能量。但肝功能不全、低下的患者，从蛋白质、脂肪获得能量的能力就会很差，因此必须摄入糖质来为身体提供能量。

（3）活动性胰腺炎的患者

胰腺炎是指胰腺分泌的消化酶将胰腺及其周围组织“消化”的疾病。70 多岁的女性和 50 多岁的男性易患这种疾病。刚患上胰腺炎的时候，摄入脂肪会使病情恶化。所以，这一时期的胰腺炎患者不应控糖，而应该限制脂肪的摄入。但将炎症完全治愈，经过一段时间恢复之后就可以控糖了。但是，慢性胰腺炎的患者，如果摄入脂肪的话，有可能引发急性胰腺炎，所以要注意限制脂肪摄入。

（4）长链脂肪酸代谢异常、尿素循环障碍的患者

长链脂肪酸代谢异常的患者，身体无法适当地利用糖质。尿素循环障碍的患者，如果摄入高蛋白的话，体内会积累毒素——氨。所以，上述两种疾病的患者不能控糖。

为维持健康，该如何控糖？

蛋白质、脂肪饮食的菜谱（例）

动物性蛋白质（猪肉 100 克 + 鸡蛋 1 个）22 克 脂肪 34.9 克 铁 3.8 克 糖质 6.1 克

柠檬盐煎猪肉

材料（1 人份）
猪里脊肉 80 克　盐、胡椒少许
橄榄油 1 小勺　两片柠檬
制作方法
1. 用盐、胡椒将猪肉腌制一下。
2. 平底锅中加入橄榄油加热，将腌好的猪肉放入锅中，中火煎至略带焦色，翻面煎。然后将柠檬片放在猪肉上，盖上锅盖，小火烧 3~4 分钟即可出锅。

炒鸡蛋

材料（1 人份）
鸡蛋 1 个　盐、胡椒少许
生奶油 1 大勺　黄油 5 克
制作方法
1. 将生鸡蛋的蛋液倒入碗中，加入适量的盐、胡椒、生奶油，搅拌均匀。
2. 在平底锅中放入黄油，用中火加热至七分热，倒入搅拌好的蛋液。用木锅铲翻炒蛋液，直至鸡蛋炒至半熟，即可出锅。

凉拌小松菜

材料（1 人份）
小松菜 50 克（约 1 株）　高汤（鲣鱼、海带、香菇干等熬制的高汤）1 大勺　酱油 1 小勺
干松鱼削成的薄片适量
制作方法
1. 将小松菜洗净，切掉根，在热水中焯一下，根据您想要的熟度，决定焯水时间（1~2 分钟）。捞出沥干，切成 5 厘米的小段。
2. 将高汤和酱油混合，淋在小松菜上，再撒上松鱼薄片，即可食用。

萝卜海带汤

材料（1 人份）
白萝卜 30 克　高汤 1 大勺
生海带 10 克　豆酱 1 中勺
制作方法
1. 将白萝卜切成细丝，将海带切成合适的大小。
2. 在汤锅中加入高汤和萝卜丝煮沸，等萝卜丝煮软，加入海带和豆酱，再煮一会儿即可。

要建立“主食”=“蛋白质”的新观念

对于当前没有疾病或症状的朋友，为了维持健康的现状，或者希望自己比现在更健康一些，就可以通过控糖来达到理想的效果。

具体方法，请参见下一页饮食搭配的例子，将主食减半，同时增加蛋白质的摄入量就可以了。整体的搭配比例应该为蛋白质三成、脂肪四成、糖质两成。如果能够适应的话，一下子完全戒掉主食（碳水化合物）也可以。“从今天开始，我要把蛋白质当作主食。”即使完全不吃碳水化合物，只要摄入足够的蛋白质，就不用担心能量不足或营养不足。

我所提倡的蛋白质、脂肪饮食，1 个人每天摄入的蛋白质量，可以根据体重来确定，只要把体重的千克数换成克数即可，比如，一个体重 50 千克的人，每天摄入的蛋白质量应该是 50 克。肉、鱼、蛋等日常食材就足以满足身体对蛋白质、脂肪、维生素、矿物质的需求。例如，“300 克肉 +2 个鸡蛋”或者“200 克肉 +4 个鸡蛋”就可以满足我们 1 天的蛋白质需求。

摄入足够的肉、蛋

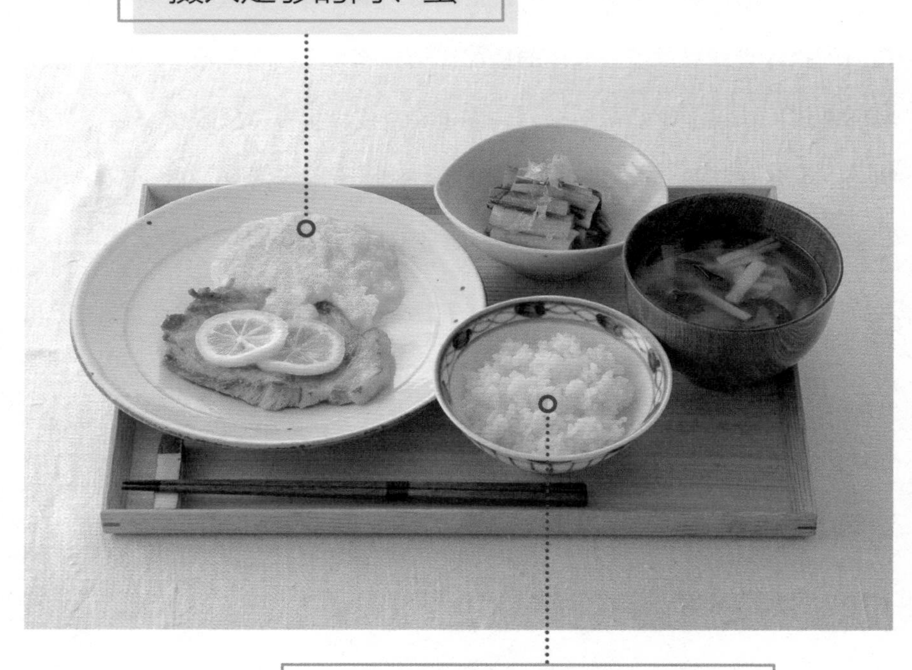

主食减半或干脆不吃

要想一下戒掉米饭、馒头、面条、面包等主食，是比较困难的。一开始不用把控糖的门槛设置得太高，可以从主食减半做起。如果控糖的目的是维持健康，那么一顿饭摄入的糖质控制在 40 克以下就可以。半碗米饭的糖质大约为 25~30 克，再加上蔬菜、副食、调味料中的糖质，总共可以控制在 40 克以下。是将每顿饭的主食减半，还是 1 日 3 餐只吃 1 顿主食，您可以根据自己的实际情况来选择。

高蛋白饮食，会给我们的身体带来什么变化？

减少糖质摄入，转为摄入大量的蛋白质，会给我们的身体带来什么变化呢？首先，偏胖的身体会逐渐瘦下来，体重回归到正常范围内。控糖前，我是一个典型的胖子，BMI（身体质量指数，又称体重指数）达到了30，但控糖之后，我眼看着自己一天天变瘦。1年时间就减重14千克以上。瘦下来之后，我以前经常出现的倦怠感消失了，每天充满了活力，就像变了个人一样。顺便提一句，控糖过程中，我完全没有做任何运动。

身边的朋友见到我的变化，无不惊叹，常有人对我说："你的皮肤紧绷多了，而且头发也比以前有光泽了。"皮肤和头发都是由蛋白质构成的，原材料供给充足，皮肤和头发的质地当然越来越好了。有关皮肤和头发的变化，我想是女性最期待的。

还有很多控糖的朋友反映："控糖之后，我的睡眠质量提高很多。"关于其中的原因，目前还不太清楚，但最近据神经科学领域的研究称，蛋白质具有促进睡眠、帮助神经休息的作用。反过来看，如果午餐吃高蛋白、低糖质的食物，血糖不会出现急剧的高低变化，那么午后也不会出现困意和倦怠感。

只要让体内充满蛋白质，我们就会感受到蛋白质带来的各种好处。

高蛋白身体	低蛋白身体
睡眠质量高	睡眠浅
不易疲劳	常感倦怠
体温高	体温低
头发有光泽	头发枯黄
皮肤紧绷有弹性	皮肤干燥、松垮
头脑清醒	头昏、头痛
外伤容易愈合	外伤不易愈合
肠胃清爽	肠胃功能弱
指甲光洁	指甲变形
心情轻松、心态好	心情抑郁

“无法从食物中获取足够的蛋白质”

可使用“蛋白粉”补充

出现上述“低蛋白身体”特征的朋友，当务之急是补充蛋白质，以改善蛋白质不足的体质。为此，需要摄入大量的肉、蛋，但是对平时食量就不大，以及肠胃功能比较弱的朋友来说，这是一个不太现实的任务。这种情况下，通过服用“蛋白粉”来补充蛋白质是一个不错的选择。不太习惯服用蛋白粉的人，一开始可以少量服用，等适应之后再逐渐加量。

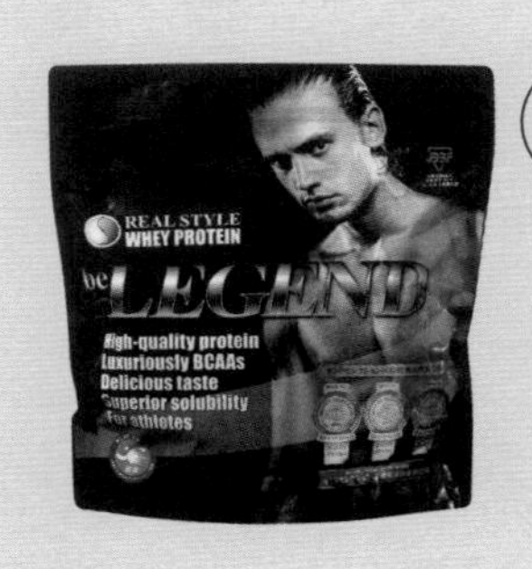

水野医生推荐

蛋白粉“Be Legend”可以代替早餐。早餐吃 40 克蛋白粉（通常 2 顿的量）。
半熟蛋容易入口，蛋白质含量高！

半熟蛋容易入口，蛋白质含量高！

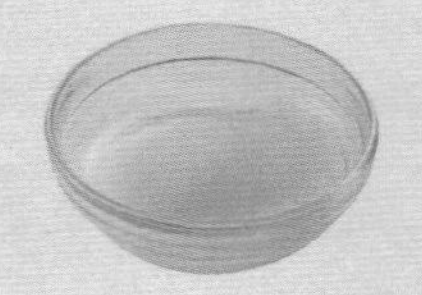

鸡蛋不仅富含蛋白质，还含有丰富的矿物质、维生素，是一种营养全面的食物。半熟蛋更容易入口，是补充蛋白质的佳品。

女性该如何控糖?

先解决缺铁、蛋白质不足的问题

对女性来说，应该先让体内有足够的铁，然后再考虑控糖的问题。闭经前的女性，因为每月都要流失大量的血液，所以大多数人都缺铁，严重者甚至会患上缺铁性贫血。前面多次讲过，人体如果缺铁的话，就会建立起一套只燃烧糖质作为能源的机制。而以糖质为重要能量来源的机制，效率非常低，糖质很快会被消耗完，出现能量不足的情况。于是，人对糖质的需求就特别旺盛。结果，致使人体过多摄入糖质，可过多摄入糖质又会导致铁的进一步流失……于是就陷入了对健康不利的恶性循环。

要想从这种恶性循环中挣脱出来，首先就要补充足够的铁，同时还要补充足够的蛋白质，因为在人体内铁需要和蛋白质结合在一起才能被储存起来。每天吃饭的时候，一定要加入一道既含铁又含丰富蛋白质的菜，而且要先吃这道菜。

女性容易陷入的恶性循环

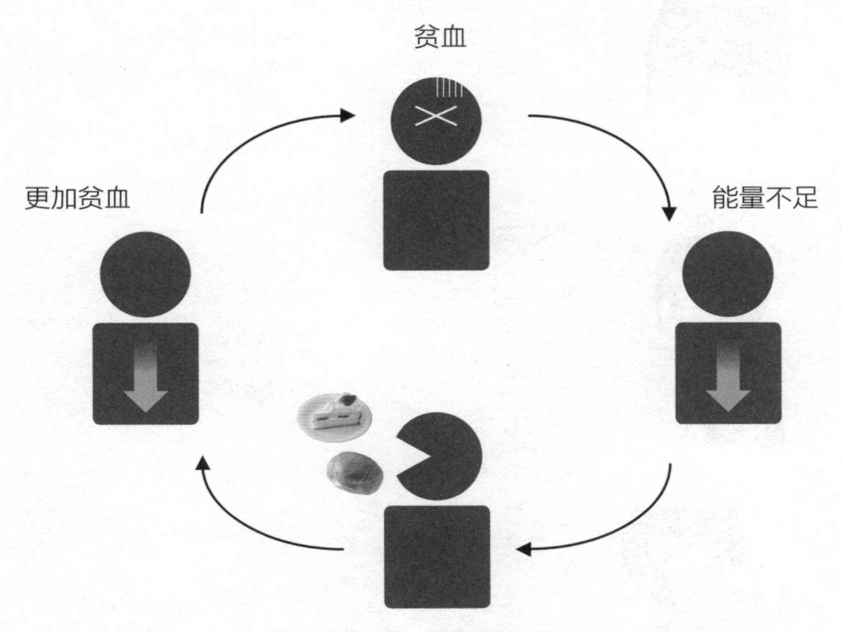

因为铁、蛋白质不足
导致过量摄入糖质

结果……

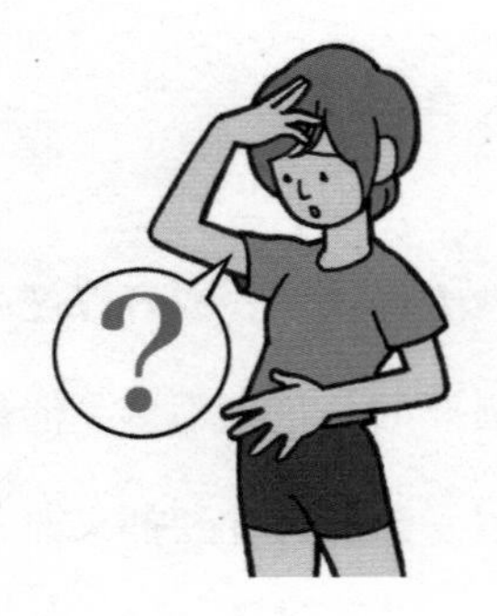

不孕

女性长期缺铁和蛋白质，贫血持续得不到改善的话，卵巢就会老化。另外，饭后血糖值升高，而降低血糖值会分泌胰岛素。最新的研究显示，胰岛素和不孕的原因“多囊卵巢综合征”有着密切关系。可见，营养失调和糖质摄入过多，都有可能导致女性不孕。

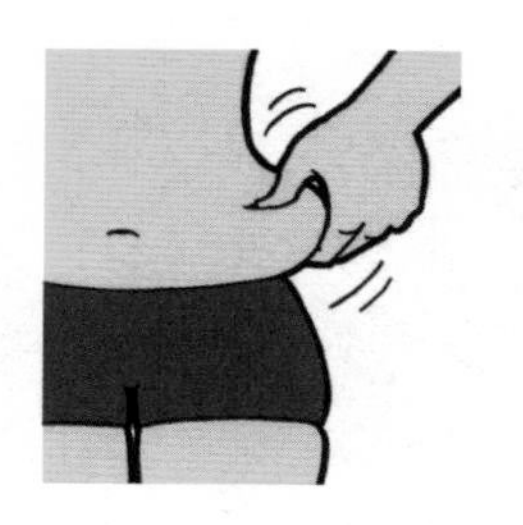

肥胖

摄入糖质，血糖值升高，为了降低血糖值，身体分泌胰岛素。在胰岛素的作用下，血液中的葡萄糖转化为脂肪存储在体内。当人体缺铁和蛋白质的时候，代谢能力就会下降，而脂肪就会不断积累在体内，结果导致肥胖。

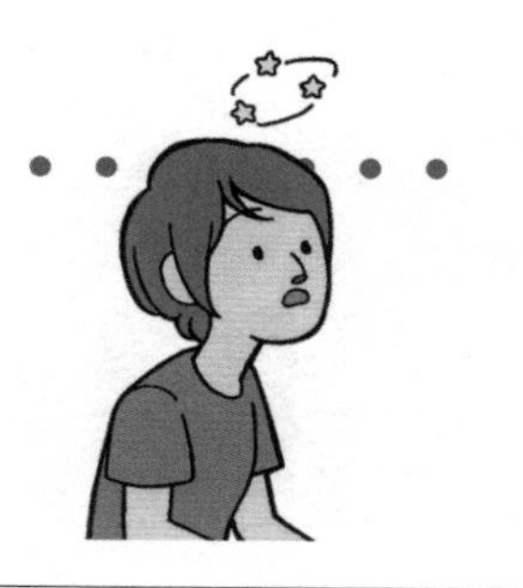

易感疲劳

糖质偏多的饮食，会引起血糖值的急剧升降，因此人容易出现疲惫、困倦、头脑迟钝的情况。另外，精神层面还会出现焦躁、易怒等问题。血糖值的过山车式升降，会让人的肉体和精神都疲惫不堪。

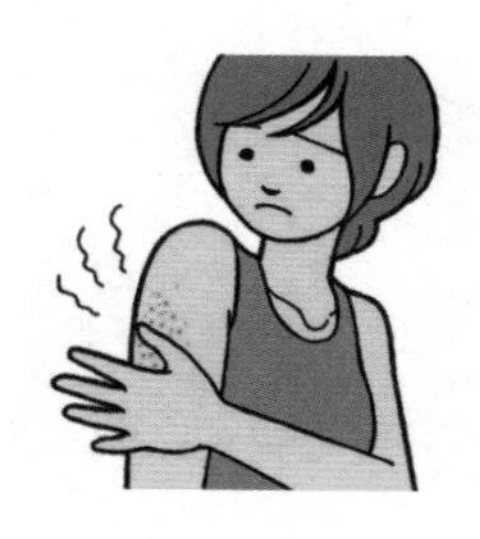

皮肤干燥、粗糙

平时不吃肉、蛋、鱼的人，做血液检查时就会发现，他们基本都处于重度缺乏蛋白质状态。我们皮肤的原材料就是蛋白质，所以，皮肤会因为蛋白质缺乏而变得干燥、粗糙，还会发黑、发暗。

只要还没闭经，女性就一定要补铁

我建议没有闭经的女性，要通过医生开的处方药铁剂，或者保健品的补铁剂来补铁。虽然铁是一种微量元素，身体需要的总量也不多，但仅凭日常饮食，还是难以摄入足够的铁。所以我建议女性通过补铁剂来改善贫血症状。日本国内销售的含血红素铁的补剂，含铁量比较低，我推荐大家选用国外的“螯合铁”补剂（请参见第77页）。

另外，如果您已经出现类似第86页介绍的那些贫血症状，可以到熟悉的妇科门诊定期进行血液检查。当血红蛋白（血液中的铁）数值低于110克/升，铁蛋白（组织内储存的铁）低于100纳克，人就处于缺铁状态。血红蛋白数值正常，但铁蛋白数值偏低的情况也很常见。在常规体检和常规血液检查中，一般不给检查铁蛋白，但我觉得铁蛋白是必须查的。所以在看医生的时候，您可以主动要求医生加上铁蛋白的检查。

另外，女性也要注意蛋白质的摄入，一定要足量摄入。因为在人体内，铁要与蛋白质结合才能被储存下来。请参考下面的饮食建议。

女性1天理想的蛋白质摄取量

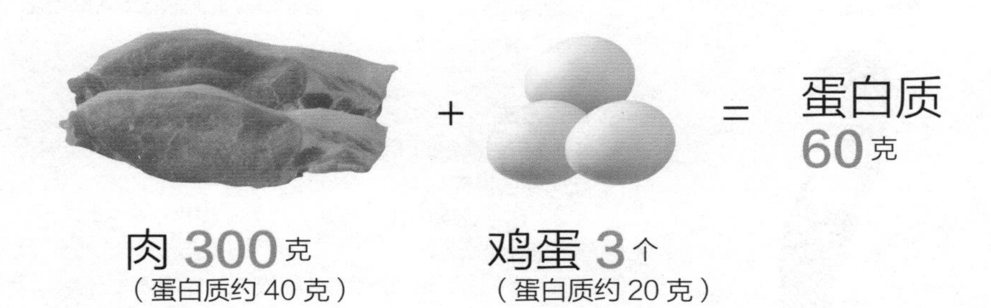

我的食量
没有那么大！

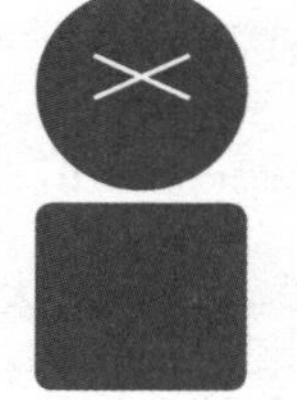

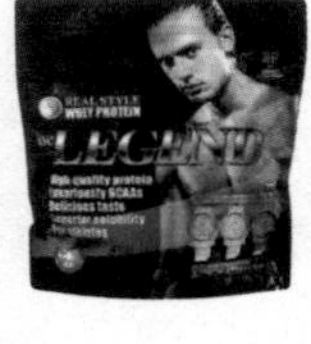

食量小的朋友可以通过
服用蛋白粉补充蛋白质
1天 20克×2次=40克 蛋白质

然后

鸡蛋3个（蛋白质约20克）或者
肉160克（蛋白质约20克）也够了！

3个鸡蛋炒着吃，
并不会觉得太多！

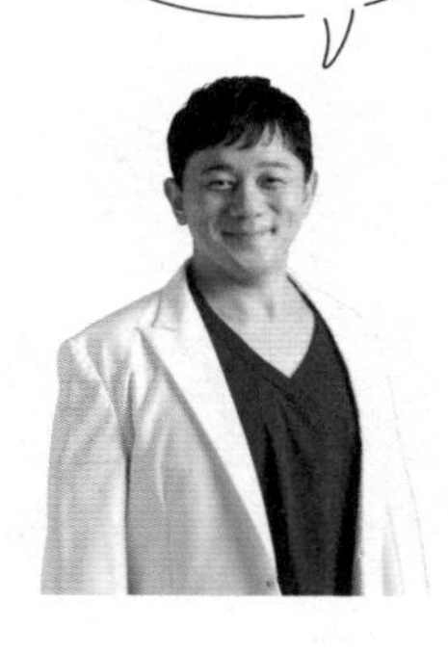

炒鸡蛋

材料

· 生鸡蛋……3个
· 生奶油……3大勺
· 黄油……15克
· 盐、胡椒……适量

制作方法

（1）将生鸡蛋的蛋液倒入碗中，加入适量的盐、胡椒、生奶油，搅拌均匀。
（2）在平底锅中放入黄油，用中火加热至七分热，倒入搅拌好的蛋液。
（3）用木锅铲翻炒蛋液，在蛋液被炒成固体之前关火，盛入盘中。

想减肥该如何控糖？

首先抛弃“限制卡路里”的观念

在第 9 页我讲过，燃烧某种食物，用其释放的热量给水加温，看能让水升高多少度，这就是该食物的“卡路里”数值。卡路里和人体代谢没有任何关系，控制卡路里来保持健康，是一种落后的观念，已经成为历史。大家应该鼓起勇气，抛弃卡路里保健的落后观念。

吃饭的时候，大家不必在乎食物的卡路里，而更应关注食物对血糖值的影响。所以，应该切换为我推荐的富含蛋白质、脂肪、铁的“蛋白质、脂肪饮食”。传统的限制卡路里的饮食，要减少食物的摄入量，那样，我们不得不和空腹做斗争，首先人难受，其次还会造成营养失调，更严重的是导致新陈代谢变慢。结果，限制卡路里的饮食方法难以长期维系，随后还会出现强烈的反弹。但是，如果严格限制糖质摄入的话，我们不会限制摄食总量，而且吃了也不会发胖。换成蛋白质、脂肪饮食之后，根本不用考虑摄入的卡路里，但体内的新陈代谢能够正常运转，体重就始终可以维持在正常范围内。

肥胖的人基本上都营养失调

大家可能认为，肥胖的人是因为摄入了过多的营养，是营养过剩导致了肥胖。但事实正好相反：大多数肥胖的人都是营养失调的，尤其是缺乏蛋白质和铁。实际上，判断肥胖的指标 BMI 如果超过 30，就是 2 度肥胖（身高 160 厘米，体重超过 77 千克的话）。而有些 2 度肥胖的人，BUN（血尿素氮，可显示体内蛋白质的量）的数值只有 90~100 毫克 / 升。这个数值相当低，基本上相当于高龄老者的标准。BUN 低于 200 毫克 / 升，便是体内蛋白质不足的表现。

为什么肥胖的人反而会营养失调呢？因为他们基本上都过多摄入了糖质。观察一下肥胖的人我们就会发现，他们日常会吃很多米饭、馒头、面条、糕点等碳水化合物。因为这个缘故，他们不仅缺乏蛋白质和铁，还会缺乏维生素、矿物质等各种各样的营养物质，结果导致代谢低下，让体内脂肪难以得到燃烧，所以才会积累起来变成胖子。另外，我多次强调过，缺铁是导致“糖质依赖症”的原因，肥胖的人缺铁就会对糖质更加渴望，因此缺铁会让人变得越来越胖。要想瘦下来，必须想办法切断这个恶性循环。

让人发胖的恶性循环

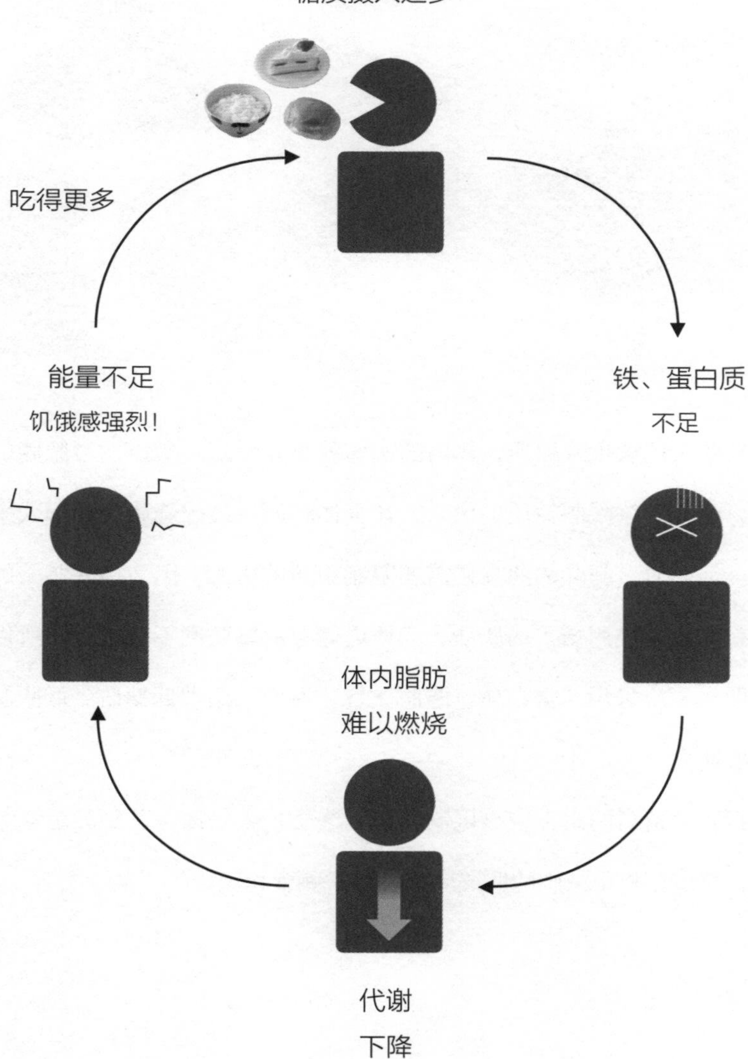

胖人不仅要控糖，还要限脂肪

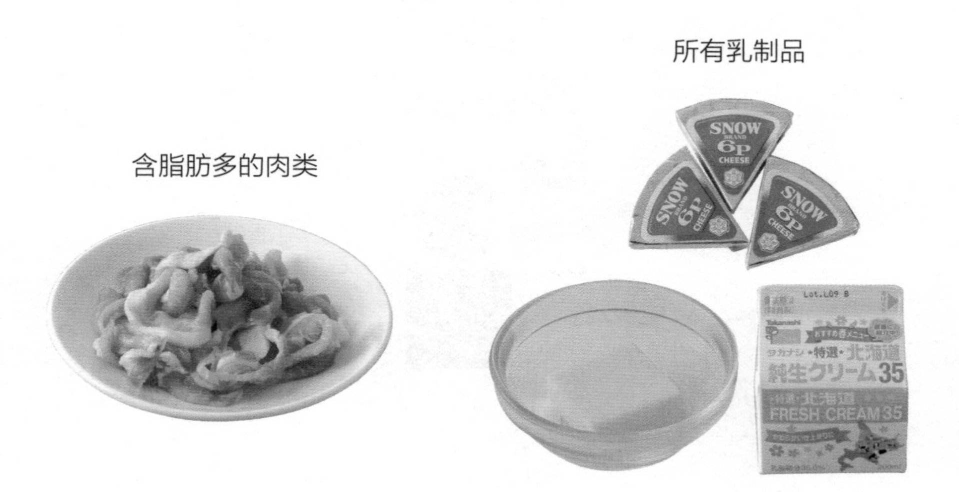

只要人持续摄入糖质，体内的脂肪就难以燃烧。所以，对肥胖的朋友来说，首先应该限制糖质的摄入，让身体转而通过燃烧脂肪的形式来获取能量。但同时，肥胖的朋友还需要限制脂肪的摄入。因为摄入脂肪的话，身体就会优先使用摄入的脂肪，而体内储存的脂肪则不会减少。所以，肥胖的朋友不应采用“蛋白质、脂肪饮食”而应采用“低糖质、低脂肪、高蛋白质饮食”。

脂肪含量高的肉类应该限制摄入，芝士、生奶油等乳制品也含有较高脂肪，所以，想要减肥的朋友应该远离这些食物。

不管怎样，先把蛋白质补充起来

刚开始控糖的时候，很多朋友容易产生“怎么吃也吃不饱……”的感觉。因为以蛋白质为主的饮食，餐后血糖值不会升高，所以难以让人产生满足感。我将这种现象称为“吃了感觉没吃综合征”。另外，蛋白质易于消化，进入胃里30分钟基本上就可以消化殆尽，所以不容易给人带来饱腹感。

尽管如此，我还是建议大家应该先把蛋白质补充够。基本上大部分人都缺乏蛋白质，所以可以敞开吃，每顿饭以蛋白质为主，吃到有“饱腹感”最好。

关于应该摄取的蛋白质量，前面反复讲过，就是将体重的千克数换成克数，比如，体重50千克的人，1天所需的蛋白质应该是50克。如果食物中的蛋白质不够，或者吃不下那么多食物，可以服用蛋白粉进行补充。但要注意，**摄入过量的蛋白质也会刺激胰岛素的分泌，同样会使人发胖，所以要根据自己的理想体重控制摄入蛋白质的量。**

正餐之间的零食，也应该尽量吃富含蛋白质的食物。比如，蛋白棒、煮鸡蛋、牛肉干等，低糖质、低脂肪、高蛋白质的食物都不错。当人体缺乏蛋白质和铁的时候，就会对甜食产生强烈的渴望，这是减肥的人一定要重视的。

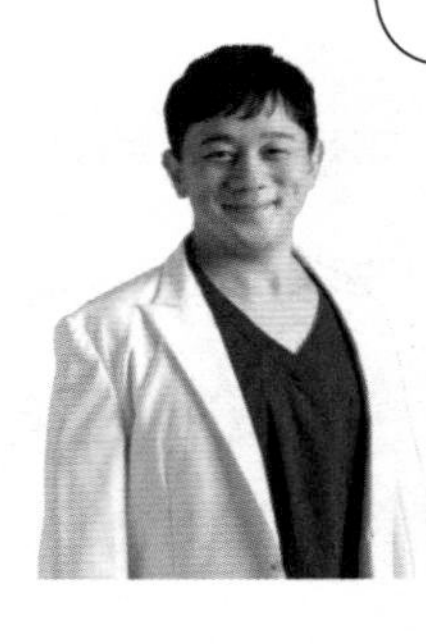

烟酸（维生素 PP）对于克服糖质依赖有显著效果！

我将烟酸称为“最强维生素”，它可以促进血清素的分泌，而血清素是一种可以让人心神安定的脑内激素。从这个意义上说，烟酸对于摆脱酒精、尼古丁、糖质等各种依赖症都有效果。第 78 页我介绍了烟酸的补剂，有需要的朋友可以加以利用。

把蛋白质当零食！

煮鸡蛋

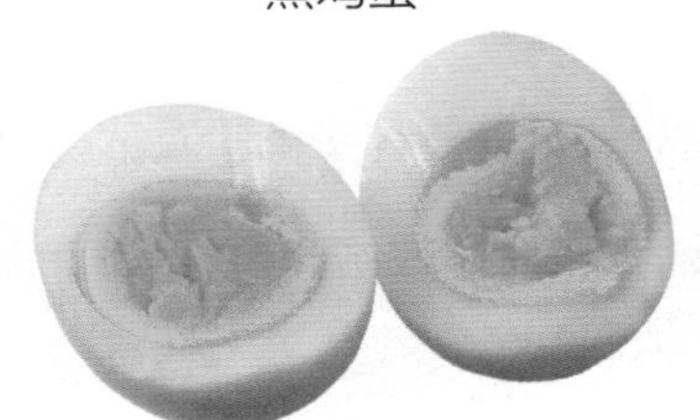

蛋白棒

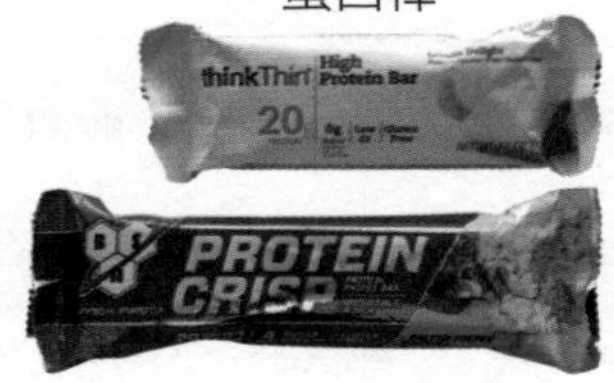

第 76 页介绍的“iHerb”网站上有种类丰富的各种蛋白棒。大家可以选择高蛋白、混合蛋白配方、低糖质、无人工调味料、无添加剂的产品购买。

维生素 C 和肉碱可以进一步燃烧体内脂肪！

如果您是以减肥为目的限制糖质摄入，那么我建议您在控糖的同时服用维生素 C（第 78 页）和肉碱（第 80 页）补剂。两者都是帮助身体燃烧脂肪的营养物质。1 天的摄取量，维生素 C 应该在 3000 毫克，肉碱在 1000~3000 毫克为宜。

女性应该补充螯合铁！

坚持素食的女性、尚未闭经的女性，容易出现缺铁的情况。而铁是身体制造能量所必不可少的营养物质。缺铁的话，人体燃烧脂肪的能力也会下降。所以建议女性朋友通过补铁剂积极补铁。

进行适量的运动

肥胖的朋友，除了控糖、摄取高蛋白饮食，还要增加适量的运动，这样可以更加高效地燃烧体内脂肪。

运动具有抑制胰岛素分泌的功效，而大家都知道，胰岛素又名“肥胖激素”。运动的时候，身体会把肌肉中储存的糖原作为能量进行消耗，因此就不需分泌胰岛素来降低血糖值了。

不过，肥胖的人就好像背负着沉重的沙包，如果做跑、跳等高强度运动，会给关节带来沉重的负担，搞不好还会受伤。所以我建议体重基数较大的朋友，可以从水中慢跑、游泳、瑜伽等对关节负担小的运动开始练起。另外，看电视的时候不要坐在沙发上，而是坐在平衡球上，这也是对躯干肌肉的不错训练。而且，现在还出现了可以站着使用电脑的高书桌，为避免久坐，大家可以在工作的时候利用这种桌子站着用电脑。总之，只要开动脑筋，在日常生活中我们有各种各样的锻炼机会。

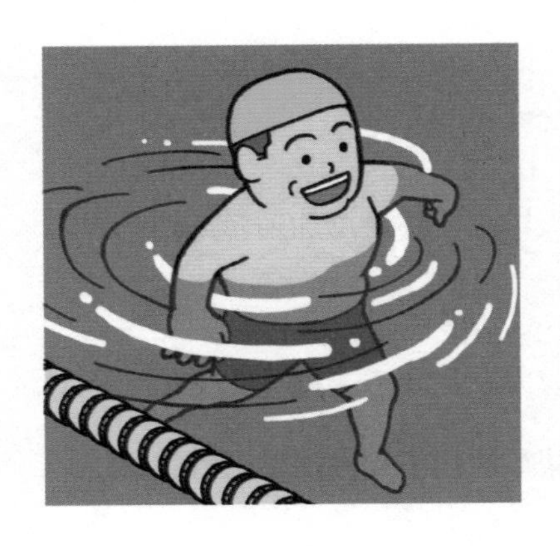

防止腰、膝关节受伤的水中慢跑

我经常看到体重基数大的朋友突然开始运动后，出现膝盖痛的情况。就是因为体重基数太大，运动时对膝关节造成巨大负担而产生的运动伤害。所以，我建议肥胖的朋友先从水中慢跑练起，因为水的浮力可以减轻关节的压力。等瘦下来、体重减轻之后，再进行陆地上的跑步、跳绳练习。

看电视的时候练习平衡球

要想锻炼躯干核心部位的深层肌肉，我推荐平衡球训练。可以在看电视的同时坐在平衡球上训练，不用单独花时间练习，很便捷。

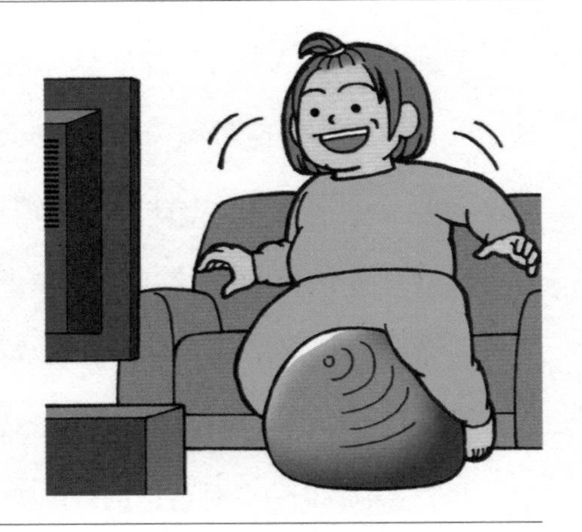

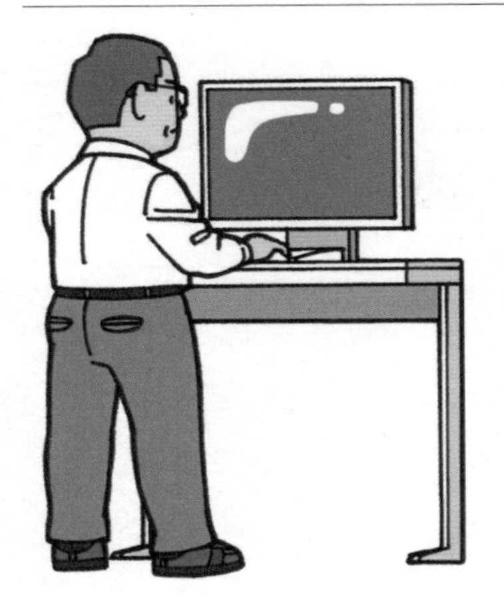

站着工作

有研究显示，久坐是诱发糖尿病、高血压的一个原因。所以，久坐对身体害处极大。为了减少久坐的危害，有人发明了高书桌，让大家可以站着使用电脑工作。我觉得这是一个很好的发明。

怎么也胖不起来的人，该如何控糖？

首先通过摄入高蛋白质食物来提高吸收能力

肥胖令人烦恼，但也有些朋友怎么也胖不起来，想尽办法增加体重可体重就是不长，对于这样的朋友，也是应该最优先摄取蛋白质。我们的肠、胃以及消化液，都是以蛋白质为原材料构成的。因此，如果体内蛋白质不足的话，胃肠的功能就会下降，消化吸收也十分缓慢，吃进去的营养物质等于在胃肠里逛了一圈，又被排出体外了，很是浪费。瘦人要想增加体重，关键点是每天摄入的蛋白质的量。对普通人来说，每天只需摄入自己体重千克数相应克数的蛋白质即可，但瘦人则应该摄入与理想体重相应的蛋白质。举例来说，体重 50 千克的瘦人，想把体重提升至 60 千克，那么现在每天应该摄入的蛋白质就不是 50 克，而应该是 60 克。话虽如此，但瘦人如果突然摄入大量肉食的话，不仅吸收不了，还会给肠胃造成负担。因此我建议瘦人应该先通过蛋白粉来补充蛋白质，等肠胃功能提升起来之后，再增加肉食的摄入量。另外，瘦人在控糖的时候，如果摄入的脂肪不够，身体就会消耗肌肉以补充能量。所以，瘦人控糖时要多吃含有脂肪的肉类、黄油、椰子油等食物来补充脂肪。

按照自己理想的体重补充蛋白质

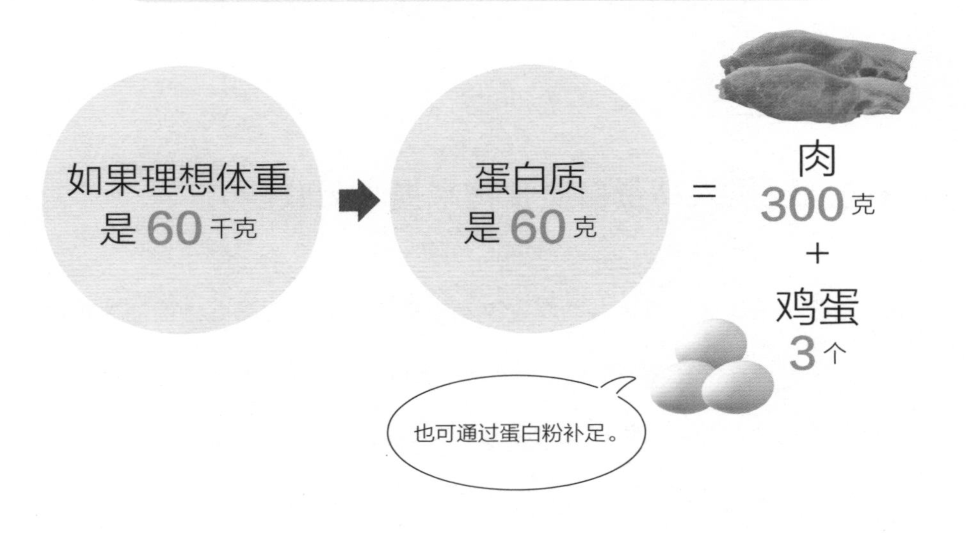

脂肪也要尽量补充

咖啡中加入
生奶油

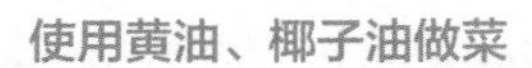

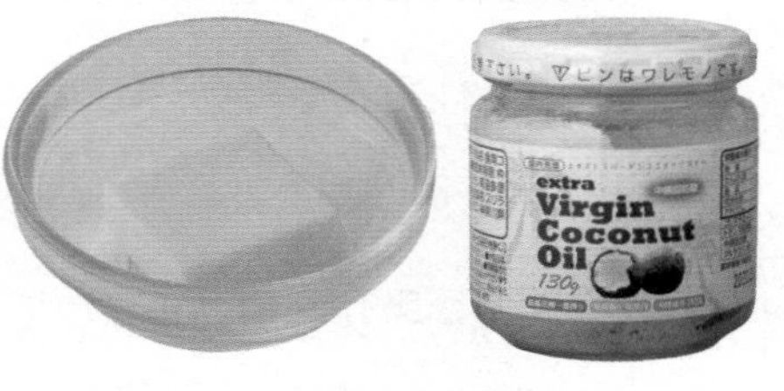

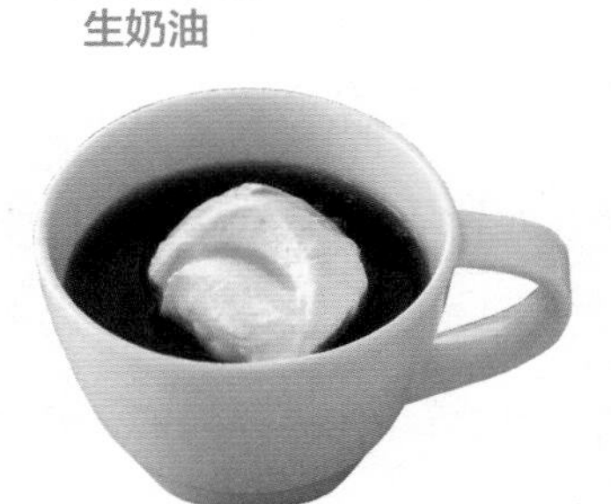

要想增加体重，摄入油脂脂肪是个有效的方法。我建议想增重的朋友可以在咖啡中加入生奶油，使用黄油、椰子油做菜。另外，我个人很喜欢“发酵黄油”，曾经有段时间，我经常直接吃发酵黄油。

孩子该如何控糖？

控糖让孩子情绪稳定，学习能力提升

近年来，儿童缺乏蛋白质的情况有所增加。缺乏蛋白质对儿童的成长发育有诸多不良影响，比如，过瘦、驼背、容易疲劳、运动能力差、免疫力低下易感冒等。因为蛋白质是肌肉、神经、神经传导物质、免疫物质的原材料。**对于儿童控糖的问题，其实与控糖相比，应该把更多的注意力放在“补充足够的蛋白质”上。**只要孩子吃够了蛋白质，自然就会减少糖质的摄入量。可能有的家长会担心：“孩子正在生长发育期，限制糖质会不会有不良影响？”其实孩子和大人一样，只要摄入足够的蛋白质和脂肪，就不会出现能量不足的问题。

控糖的孩子血糖值比较稳定，所以他们的情绪也比较稳定。三岛学先生在日本东京和北九州市运营私立学堂“三岛塾”。

他对自己学堂的学生进行了控糖。经过一段时间之后，这些孩子的专注力大幅提高，学习能力自然也随之提高。

摄入过剩的糖质会对孩子造成什么影响？

情绪不稳定	易感疲劳	偏瘦、手足纤细
血糖值起伏太大，使孩子情绪不稳定	蛋白质不足，使孩子易感疲劳、倦怠	蛋白质不足，肌肉发育迟缓，使孩子偏瘦

糖质当中，首先应该避免摄入的就是“砂糖”。砂糖是精制的糖质，纯度很高，除了糖质基本上不含其他营养成分，所以中毒性和依赖性很强。而且，在体内分解砂糖的时候，还需要消耗维生素和矿物质，因此，砂糖称得上是“营养小偷”。所以，没有任何一种理由让砂糖值得摄取。如果一定要摄取糖质的话，那么水果和粗粮要比砂糖好得多。给孩子选零食的时候，家长一定要找不含砂糖的食品。

孩子每天摄取蛋白质的量不同于大人，应该是大人的 1.5 倍，就是体重千克数乘以 1.5 得出的克数。例如，一个体重 20 千克的孩子，每天所需的蛋白质应该是 30 克。

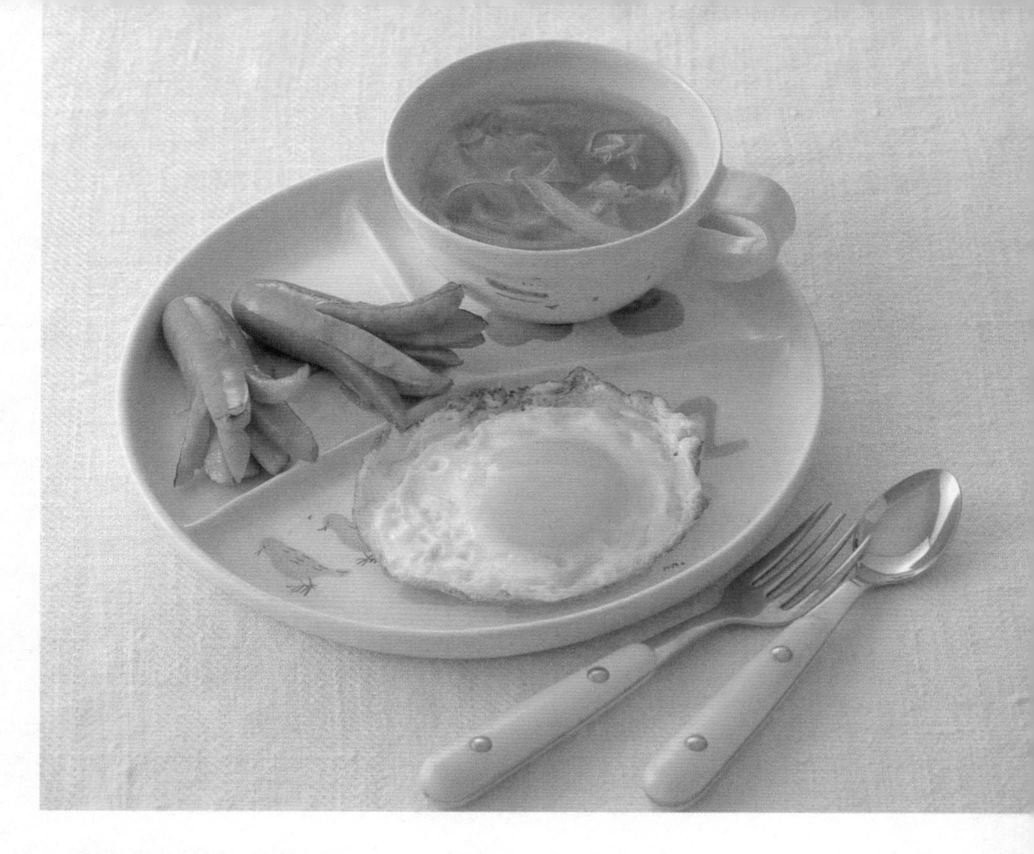

动物性蛋白质 11.6 克　脂肪 16 克　铁 1.5 毫克　糖质 4.8 克

孩子 1 天所需的蛋白质总量为
假如体重 20 千克的话，就是 20 克 ×1.5 倍 =30 克（1 日量）

孩子的蛋白质、脂肪饮食——早餐例

早晨的时间比较紧张，家长给孩子做早饭时，可以选用鸡蛋、香肠作为材料，比较简单省时，蛋白质又足够。1 个鸡蛋所含蛋白质接近 7 克。如果孩子能吃得下，早上吃两个鸡蛋更好。除了水煮鸡蛋，还可以做煎荷包蛋、炒鸡蛋等，做法灵活多样。

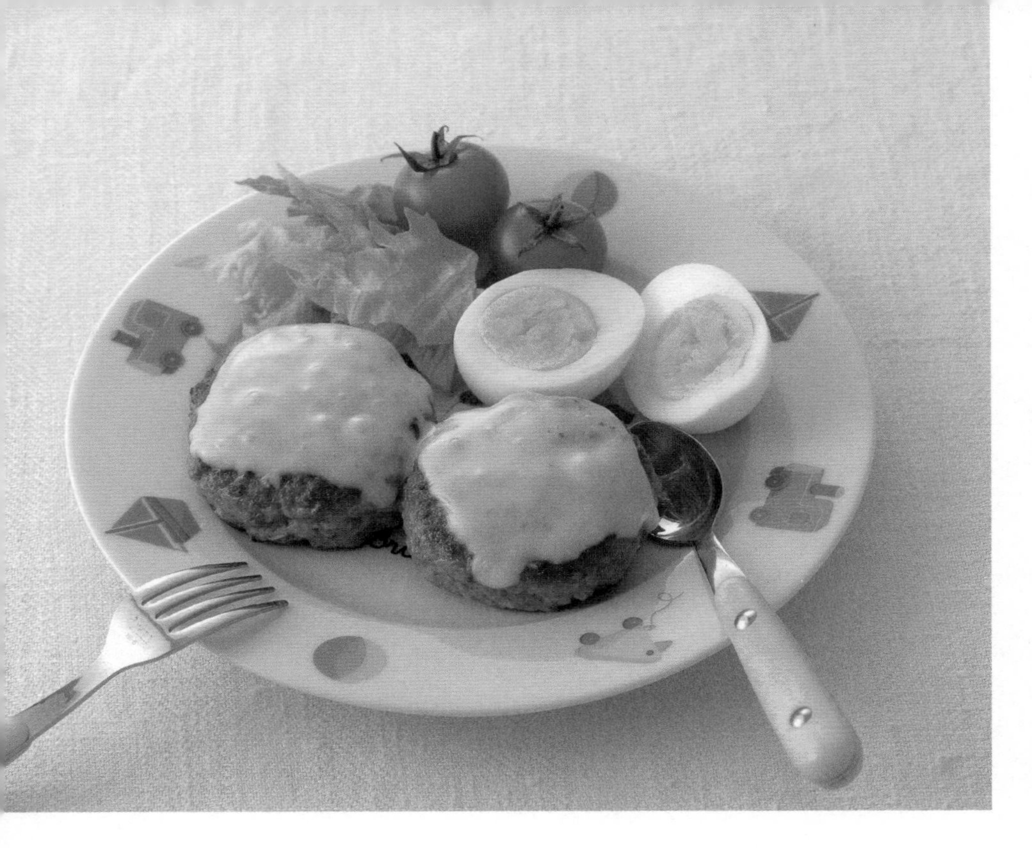

动物性蛋白质 27.8 克　脂肪 45.7 克　铁 2.5 毫克　糖质 7.9 克

孩子的蛋白质、脂肪饮食——晚餐例

以肉、鱼为主的晚餐，是给孩子补充蛋白质的大好时机。汉堡包只要中间的肉饼，再加上芝士，是“蛋白质 + 蛋白质”的优秀食物。如果在汉堡包肉饼上再加一个煎荷包蛋，孩子会更喜欢。配菜要避免土豆这种糖质高的蔬菜，尽量选用绿叶蔬菜做配菜。如果孩子饭量够大，还可以辅以煮鸡蛋或炒鸡蛋，蛋白质更加丰富。要注意，如果餐桌上还有米饭或面包的话，喜欢糖质的孩子会优先吃米饭或面包，然后胃里就没有空间再吃蛋白质了。所以应该先让孩子吃完蛋白质食物，然后再端出碳水化合物食物，这样孩子可以少量摄入碳水化合物，达到防止糖质摄入过多的目的。

从母亲那里“继承”来的“缺铁”

前面说过，女性普遍缺铁。原本就缺铁的女性，经过怀孕、生产，又流失了大量的血液，结果会怎样？刚生产的妈妈会更加缺铁。那么从妈妈那里获得营养的胎儿、婴儿，自然也无法获得足够的铁。

近年来，患过敏性皮炎、花粉症、哮喘等过敏性疾病的儿童越来越多。我认为儿童因蛋白质、铁不足而导致代谢停滞，是造成这种情况的原因之一。代谢停滞，人体就得不到所需的能量，免疫细胞就会发生异常。

婴儿刚出生的时候，身体里的铁是从母亲那里获得的，但这部分铁会在半年之内耗尽。所以，**婴儿的断乳食物中应该添加动物肝脏糜或鸡蛋等富含铁的食材**。大一点的幼儿，就可以吃前两页介绍的儿童蛋白质、脂肪饮食。尽管如此，婴幼儿每天所需的铁也难以完全通过食物满足。婴幼儿每天所需的铁约为 10~20 毫克。所以，家长还可以给孩子增加一些添加了铁的乳酸菌饮料或奶酪，以弥补正餐含铁量的不足。

推荐的补铁辅助食物

幼儿奶酪

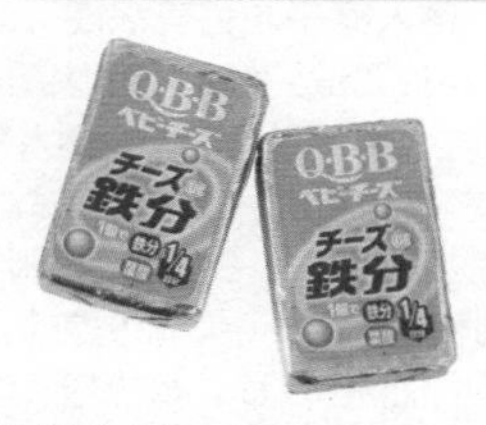

Q · B · B 牌的幼儿奶酪添加了补铁成分。1 块奶酪含铁 1.7 毫克。可以直接给幼儿食用，也可以切成小块放在面包、吐司上经过烤制后给孩子吃。

KAGOME 乳酸菌饮料

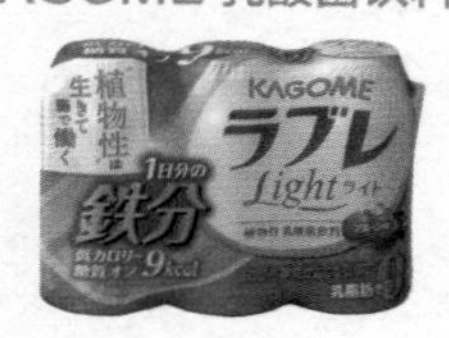

KAGOME 的乳酸菌饮料 1 瓶 80 毫升含铁 7.5 毫克。因为它完全不含糖质，所以我特别推荐。

低糖小点心

用大豆粉为原料
制作的低糖小点心

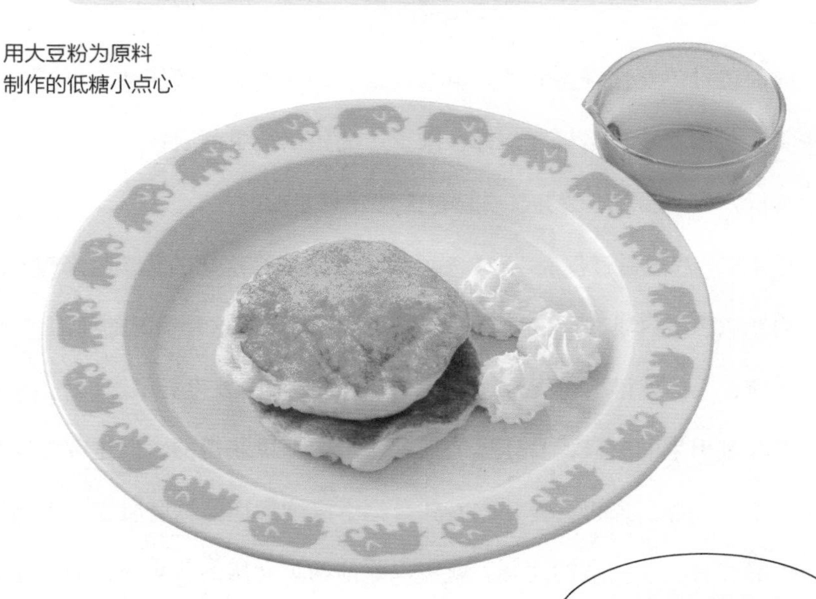

因为使用罗汉果甜味剂，
所以对血糖值没有影响。

糖质 13 克

【材料（1 人份）】

A
- 大豆粉……40 克
- 牛奶……100 毫升
- 罗汉果甜味剂……1 小勺
- 泡打粉（不含铝）……2.5 克
- 鸡蛋……1/4 个（约 14 克）

- 椰子油……1/2 大勺
- 糖浆（罗汉果甜味剂……1 大勺
  水……1 大勺）
- 生奶油（无糖）……适量

【制作方法】

1. 将 A 全部材料放入碗中，用打泡器搅拌均匀。
2. 给平底锅加热，倒入椰子油铺满锅底。把平底锅从火上拿下来放凉，然后再放到灶上用小火加热。
3. 用大勺子舀出 1 中搅拌好的混合液，倒入平底锅中，摊成直径 12 厘米左右的圆饼。待表面咕嘟咕嘟开始冒泡时，翻面煎。盖上锅盖煎 7~8 分钟即可出锅。
4. 将罗汉果甜味剂和水加入杯中，充分搅拌，制成糖浆。将糖浆放在微波炉中加热 40 秒。将热糖浆淋在 3 煎好的饼上。再根据个人喜好添加适量的无糖生奶油。

糖尿病患者该如何控糖？

药物治疗过程中不能随意控糖

使用我的方法控糖，血糖值会眼看着降低。在我的患者中，经过我的控糖治疗，所有 2 型糖尿病患者都摆脱了胰岛素。

但是，如果已经开始自己注射胰岛素或者正在通过内服药物来降血糖的患者，如果再用我的方法控糖，就可能遇到低血糖的危险。一旦陷入低血糖状况，人会出现强烈的饥饿感，还会伴随冒冷汗、心悸、头痛、呕吐等症状，严重者甚至会失去意识而晕倒。总而言之，低血糖是一种非常危险的状态。

当前正在通过内服药物或注射胰岛素来治疗糖尿病的患者，千万不要自行控糖，一定要找有控糖治疗经验的专业医生咨询，在医生的指导下，才能进行控糖治疗。另外，寻找医疗机构也要找有资质的好医院、诊所。

糖尿病患者控糖的起步点是“完全戒掉主食”

“您能戒掉主食吗？”

对于首次接诊的糖尿病患者，我肯定会问上面这个问题。**要想不靠胰岛素克服糖尿病，能否戒掉主食是最大的关键点。**

能够当即回答“可以戒”的患者朋友，一般都有坚定的决心和超强的毅力。结果，这些患者在我的指导下逐渐减少了胰岛素的注射量，直到完全不用注射胰岛素而改换口服药物。我们的最终目标是连药也不用吃，让糖尿病患者彻底摆脱胰岛素和药物。

根据我的治疗经验，只要患者完全戒掉主食，很快就可以不用注射胰岛素。不少患者在戒掉主食的第二天，就不用注射胰岛素了。但要想把药物也停掉，完全靠自己的生活习惯来控制血糖，还需要较长时间的控糖治疗。不过，患上糖尿病时间不长的朋友，通过控糖治疗很快摆脱药物的大有人在。使用了我的控糖疗法，即使不服药、不注射胰岛素，血糖值也不会升高。

患糖尿病时间较长的朋友，要想减少服药量或停止服药，是比较困难的事情。但只要严格控制糖质的摄入量，患者的血糖值就不会再继续升高了，而且会开始逐渐下降。

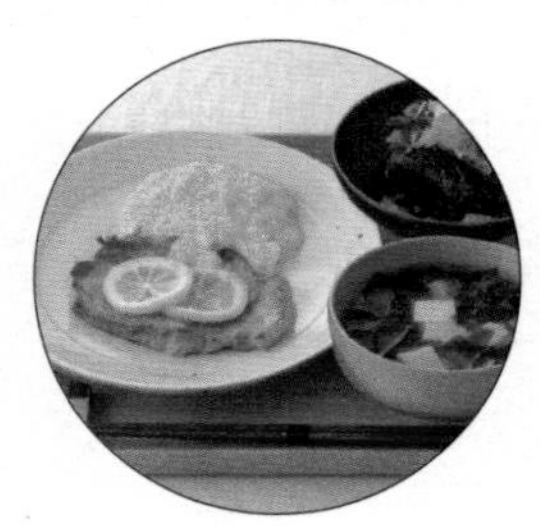

健康的人控糖可以主食减半，然后配合“蛋白质、脂肪饮食”。但对糖尿病患者来说，控糖就有必要完全戒掉主食。

高蛋白质还要加高维生素

糖尿病患者应该做的事情有两件，第一是前一页说的“戒掉主食（零糖质摄入）”，第二是“高剂量的营养疗法”。

因为大部分糖尿病患者的营养状况都有问题，加上激素分泌、能量代谢的紊乱，以及过剩的糖质和胰岛素的影响，他们的血管和神经在持续受到破坏。只有在控糖的同时，增加营养，才能让激素、代谢正常化，以减少血管、神经的损伤。而普通的饮食，根本无法达到这样的效果。我推荐给健康人的“蛋白质、脂肪饮食”也不足以帮糖尿病患者改善营养状况。

所以糖尿病患者需要特殊的饮食搭配。首先，就是完全不吃主食，然后吃很多的蛋白质。“很多”到底是多少呢？一般人的 2 倍。具体讲，1 千克体重 1 天需要摄入 2 克蛋白质。例如，一位体重 60 千克的糖尿病患者，1 天应该摄入的蛋白质为 120 克。猪肉的话，得吃 1 千克出头。一般人的胃口很难吃下那么多的肉和鸡蛋，所以，一定要通过蛋白粉等补剂进行补充。蛋白粉每天吃 3 次，每次 20 克，就可以补充 60 克。剩余的 60 克蛋白质可以通过食物补充。

500 克猪肉约含 60 克蛋白质，1 个人 1 天分 2~3 次吃 500 克猪肉，也不算太多。

另外，还要加上高剂量的维生素，维生素可以促进代谢的正常化，帮人体修复已经损伤的血管和神经。需要大量补充的维生素以维生素 C、维生素 E 和烟酸为主。

维生素 C 可以抑制血糖值上升和体内细胞、组织的氧化。维生素 C 的摄入标准为 1 天 3000~10000 毫克。维生素 C 摄入太多会引起腹泻。但每个人的身体状况不同，至于摄入多少维生素 C 会引起腹泻，需要大家自己摸索。所以我建议大家从少量摄入开始，逐渐加大剂量，找到会引起自己腹泻的那个量。以后补充维生素 C 的时候，吃到刚刚不会引起腹泻的那个量即可。维生素 E 具有强力抗氧化作用，1 天的摄入标准在 400~800 毫克之间。烟酸可以帮助人体生产能量，1 天的摄入量以 2000 毫克为宜。但如果突然摄入超过常量太多的烟酸，有可能引起面部潮红、皮肤瘙痒等不良反应。烟酸还具有扩张血管的作用，所以过量摄入可能引起头痛。维生素 C 可以抑制烟酸的不良反应，我建议大家先连续补充维生素 C 一周后，再开始服用经过加工、不会产生不良反应的“烟酰胺”，1 天 1500 毫克，连续补充一周。然后，才能开始补充烟酸，而且从 1 天 100 毫克开始，适应后再逐渐加量。

过敏症患者
该如何控糖？

糖质会对免疫细胞造成很大伤害

糖质可以让人体的免疫系统发生混乱。对于患有花粉症、过敏性皮炎、哮喘等过敏性疾病的患者，如果询问他们日常饮食的内容，会发现他们的食物中充满了糖质。近年来，过敏体质的孩子不断增加，我分析这和孩子母亲过度摄入糖质存在密不可分的关系。因免疫系统紊乱而出现的胶原病、风湿、系统性红斑狼疮（SLE）、炎症性肠道疾患等疾病的患者，也不能过多摄入糖质。

糖质可以对我们的身体发起糖化和氧化（因胰岛素分泌而引起的氧化）双重打击，引发体内产生炎症，并以过敏作为症状表现出来。

我以前每天摄入很多的糖质，身体很胖，每到春夏，就会被花粉症所困扰，不得不服用抗组胺剂来缓解症状。但自从控糖之后，我的花粉症明显出现好转，后来已经完全不需要药物了。就在那段时间，有一次去旅行，我鬼使神差地吃了一块草莓蛋糕。结果，很快鼻涕就止不住地流了出来。

那次体验让我深刻感受到，糖质对人体免疫系统的影响有多么直接、多么快速。

我控糖一年后，也开始服用维生素补剂。补充维生素一段时间后，多少吃点糖质也不会再流鼻涕了。这时我体会到了控糖加补充维生素的好处。以前我对猫、狗的毛会产生强烈的过敏反应，但控糖加补充维生素之后，再做血液检查的时候，显示我对猫、狗的毛已经不会过敏了。

现实生活中，我指导患者实施控糖和营养疗法之后，很多患者体内炎症、抗体的数值都恢复了正常，而过敏症状得到改善的患者更是不胜枚举。当人控糖之后，体内脂肪被不断燃烧掉，从而使体内出现一种名为“酮体”的物质，酮体具有抑制炎症的效果。换句话说，控糖之后，我们的身体自动就制造出了抗炎药物。

控糖，再加上补充高剂量的维生素，可以起到绝佳的抗过敏效果。具体该补充哪些维生素，该怎么补充，请看下一小节“对抗过敏三步走”。

对抗过敏三步走

【第一步】高蛋白 + 控糖

患有过敏症的朋友首先应该控糖，同时摄取高蛋白质食物。控糖可以让人体内产生酮体，酮体可以对抗炎症。而免疫细胞的原材料是蛋白质，只有摄入足量的蛋白质，身体才能制造出足够的免疫细胞，才能缓解花粉症等各种过敏症状。在过敏症容易发作的时期，一定要管住嘴，千万不能吃甜食，甜食只会让症状进一步恶化。

【第二步】维生素 + 肠胃调理剂

改善过敏症状所需的维生素有维生素 A、C、D、E 4 种。

维生素 A 具有保护黏膜的作用，1 天的最低补充量为 25000 国际单位；维生素 C 具有抗炎作用，1 天的补充量为 3000 毫克（3 克）；维生素 D 有助于帮助免疫系统恢复正常，1 天的补充量以 30000 国际单位为宜。但是，维生素 D 过剩会引发不良反应，但其实质是“维生素 K 缺乏症”。也就是说，补充维生素 D 的同时也应该补充维生素 K。我在本书中为大家推荐的维生素补剂（第 78 页）都是维生素 D 和 K 的复合补剂，一片补剂中同时含有维生素 D 和 K，

间隔

而且配比也是科学安全的。

维生素 E，建议选择天然型“D-α-生育酚”的类型，1 天的服用量为 400~800 国际单位。维生素 E 可以帮助细胞膜保持健康，从而有助于维生素 C、烟酸等水溶性维生素透过细胞膜进入细胞内部。另外，维生素 E 本身也具有防止免疫系统异常和抗氧化的作用。掌管人体免疫的是肠道，我推荐大家补充酪酸菌，以调整肠道环境。酪酸菌一方面可以抑制过度的免疫反应，另一方面又可以让免疫细胞的数量增加。益生菌制剂有很多种，大家可以根据自身的需要选择合适的产品进行补充。

【第三步】摄取烟酸

组胺是引起过敏症的元凶，而烟酸可以将组胺从细胞中驱赶出去，从根本上解决过敏的问题。当然，前面也讲过，如果不做任何准备就摄入烟酸的话，可能引起强烈的副作用。在“第二步”中连续摄取了一周的维生素 C，然后再摄取副作用小的烟酰胺，1 天 1500 毫克，连续补充一周。当身体适应烟酰胺后，才能开始补充烟酸，而且从 1 天 100 毫克开始，适应后再逐渐加量至 1 天 1500 毫克。

动脉硬化、高血压患者该如何控糖？

“零糖”+维生素来护理血管

我接诊动脉硬化的患者时，首先会询问他们日常饮食的内容，结果，大多都是“高糖质”+“蛋白质不足”。其中不乏有些患者每天只吃主食和蔬菜，蛋白质的摄入量甚至低于 10 克。要知道，如此低的蛋白质摄入量将带来严重的问题。

这样的患者还会说：“我对饮食非常注意的，每天都会摄入大量的蔬菜。”他们坚信“主食加蔬菜”的饮食搭配是最健康的，所以当他们被检查出患上动脉硬化时，都会露出一副不可思议的表情：“我怎么会得动脉硬化？”其实他们不知道，血管是由蛋白质构成的，如果原材料不足，血管当然会老化、“生锈”。

糖质会给血管造成伤害的理由有两个。第一，血液中的糖质（葡萄糖）会附着在血管壁上，对血管壁进行“糖化”；第二，摄入糖质使血糖值升高，为降低血糖值身体要分泌胰岛素，在胰岛素的作用下活性氧会增加，而活性氧可以使血管“氧化”。

糖质对血管有双重破坏作用。实际上，糖尿病患者常会伴发心绞痛、心肌梗死。经过检查会发现，这些患者全身的动脉都已经出现硬化现象。所以，有动脉硬化危险的患者，一定要立刻控糖，甚至应该将糖质摄入降为零。

另外，对动脉硬化的患者来说，还有两样东西是致命的，一是反式脂肪酸，二是香烟。如果是烟瘾比较大的朋友，难以短时间内戒烟的话，至少应该换成不含焦油、尼古丁的电子烟。关于反式脂肪酸，应该避免摄入人造黄油和色拉油，食用油可以换成橄榄油。

而且，仅仅是零糖质摄入，还无法期待已经受损的血管能得到快速修复。即使服用抗血栓药物和降胆固醇药物，如果不从根本上消除病因的话，也不会让动脉硬化得到改善，最多只能控制病情进一步恶化。

要想改善动脉硬化，要从根本上寻找原因。第一就是血管的原材料——蛋白质，一定要足量补充；第二，维持血管健康的维生素，也需要足量摄入。而且，上述两种营养物质，要“尽量多”地摄入。关于具体的种类和摄入量，请参考下一小节。

缓解动脉硬化的 6 个对策

【对策 1】零糖质摄入!

动脉硬化患者要想缓解症状，最基本的一个方法就是完全停止糖质的摄入。如果不从根本上解决问题，那不管吃多少药，都没有意义。请大家一定要将控糖坚持到动脉硬化完全改善，如果半途而废的话，前面的努力都将付诸东流。

【对策 2】超高蛋白质摄入

能够修复血管的“药物”，其实就是肉、蛋、鱼等动物性蛋白质。动脉硬化患者每天摄入的蛋白质应该是普通人的 2 倍。体重 60 千克的话，1 天就应该摄入 120 克的蛋白质。

【对策 3】补充高量维生素

动脉硬化患者所需的维生素主要有维生素 A、C、E 和烟酸。烟酸具有降低血液中胆固醇的作用，从而可以改善动脉硬化的症状，但如果摄入量不够的话，也得不到理想的效果。但前面我也讲过，如果突然大量摄入烟酸，会引起不良反应，所以有必要阶段性摄入。大家可以参见第 122 页的方法，连续一周每天摄入 3000 毫克的维生素 C，然后每天增加 1500 毫克的烟酰胺，再过一周后，开始摄入烟酸，但从 1 天 100 毫克开始，以后逐渐加量，直至达到 1 天 3000 毫克烟酸。

具有强力抗氧化作用的维生素 A，每天补充 25000 国际单位，维生素 E 每天补充 2000 国际单位。

【对策 4】EPA 和谷维素让血流更顺畅

如何让黏稠的血液变得清澈，流动起来更顺畅呢？ EPA（二十碳五烯酸）和谷维素就具有这样的功效。青花鱼和秋刀鱼富含 EPA，我的患者中有每天都吃秋刀鱼罐头的，但血液检查发现，他们体内的 EPA 并没有增加。这说明通过食物补充 EPA 的效果不太理想，所以我还是建议大家服用 EPA 补剂，1 天补充 3000 毫克为宜。

谷维素和 EPA 一样，也具有稀释血液的效果。米糠油中富含谷维素。也有含谷维素的处方药。谷维素可以降低总胆固醇和中性脂肪，同时提高好胆固醇。一般药店的补剂专柜都有谷维素补剂销售，另外第 76 页我介绍的海外补剂销售网站也可以买到外国生产的谷维素补剂。谷维素 1 天的摄入标准为 300 毫克。

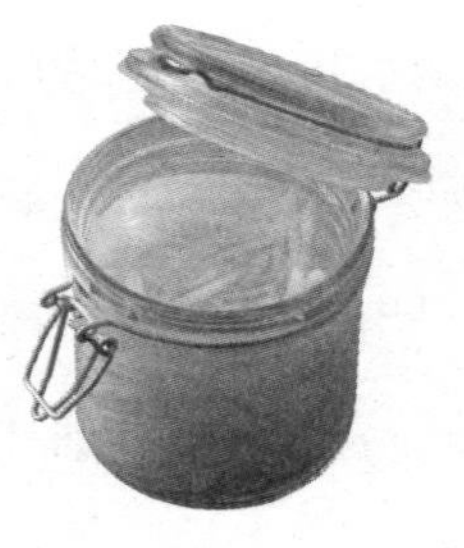

醋腌洋葱值得一试！

前段时间“醋腌洋葱”成了热门话题，我有一些患者吃了醋腌洋葱后，高血压症状得到了改善。罹患高血压的原因很大一部分来自动脉硬化，所以，我推测醋腌洋葱具有一定缓解动脉硬化的作用。大家不妨一试。

【对策 5】硒和虾青素可以抗氧化

硒和虾青素都具有强力抗氧化作用。硒的每日补充量建议为 200 微克，虾青素每日补充量建议为 10 毫克。大量摄入硒，会引起中毒反应，所以大家在补硒的时候一定不要超过建议量。

【对策 6】适量运动

原本就肥胖的人，如果突然开始运动，可能会引起膝盖等关节疼痛、损伤。运动的正确打开方式不是“运动使我变瘦”而应该是“变瘦之后再运动”。

BMI 超过 25 的肥胖朋友，首先应该控糖和高蛋白质饮食来减重瘦身，当 BMI 降到 25 以下再开始运动。

反之，如果是过瘦的朋友，运动会使您更瘦。所以，BMI 不到 18.5 的瘦人朋友，我也不建议马上运动。应该通过高蛋白质饮食增加肌肉量，之后再开始运动。

不管是过瘦还是肥胖的朋友，都适合从水中慢跑等不伤膝盖的运动开始。锻炼核心力量的运动也可以。

不适合运动的两种情况

BMI 低于 18.5 的
过瘦朋友

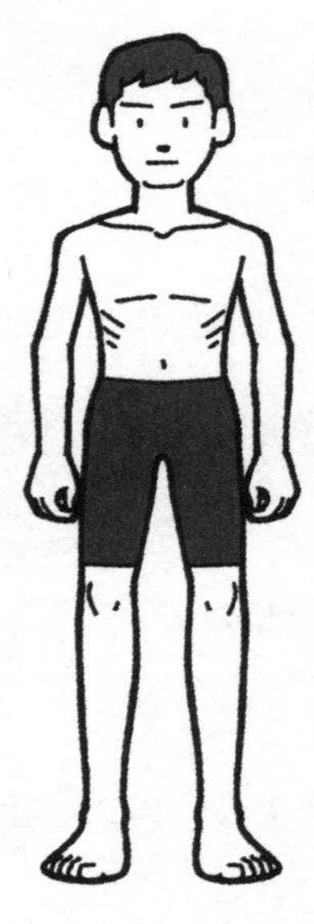

BMI 超过 25 的
肥胖朋友

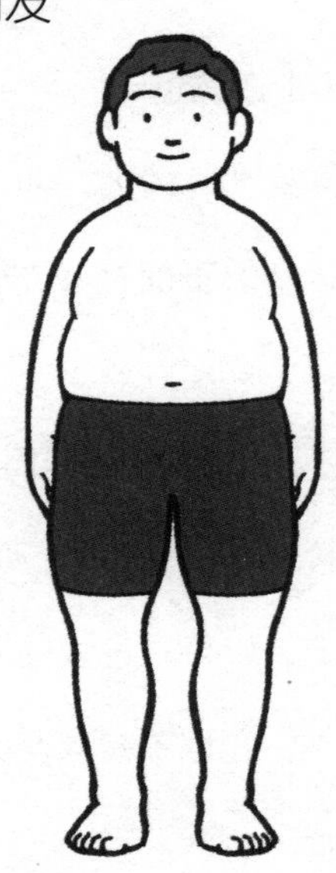

胆固醇高的人该如何控糖？

首先必须进行动脉硬化的检查

不少朋友在常规体检中发现自己胆固醇偏高，去医院做进一步检查后，医生往往建议：“我给你开点他汀类药物吧。”他汀类药物是降胆固醇的典型药物。过去，我的 LDL 胆固醇（低密度脂蛋白）达到 220 的时候，也曾服用过他汀类药物。在服药期间，出现了严重的失眠状况。

当血管内的胆固醇过多时，就会造成血管损伤或引发炎症。也就是说，此时必须进行动脉硬化检查。即使在服用他汀类药物期间，如果不限制糖质、反式脂肪酸的摄入，不戒烟的话，那血管的损伤还会继续加剧。因此，如果不改变生活习惯的话，即使服药依然有可能患上心脑血管疾病。所以，胆固醇偏高的时候，首先需要做的不是用药物降胆固醇，而是进行动脉硬化检查，找到胆固醇偏高的原因。

实际上，说胆固醇是“坏蛋”的观念，已经过时，日本在 2015 年已经废除摄取胆固醇的指导标准。是否摄入胆固醇，对血管没有任何影响。动脉发生硬化的地方，就会出现很多胆固醇，所以以前大家把胆固醇认作是动脉硬化的原因，但其实这是一个极大的误解。就好比火灾现场会有很多消防员在灭火，但我们不能说消防员是造成火灾的原因。我们不能把原因和结果颠倒过来。

胆固醇数值高的朋友，属于动脉硬化高危人群，最理想的做法是零糖质摄入，并实施蛋白质、脂肪饮食。但是，也可以采取比较温和的控糖方法，比如，“一日三餐中，只选两餐吃主食，另一餐不吃主食”或者“一日三餐每餐的主食减少 50%~70%”。

顺便说一下，在控糖的过程中，常会出现 LDL 胆固醇数值上升的情况。这是因为，通过控糖，身体开始治愈受损的血管，为了治愈血管就会大量制造胆固醇。当血管的损伤被治愈之后，通常在 1 年之内 LDL 胆固醇的数值就会自然降下来，所以不用担心。

中性脂肪高的人该如何控糖？

中性脂肪高，有些情况不用担心，有些情况才有问题

中性脂肪，即甘油三酯，是血液中的一种脂肪。对于中性脂肪的数值，有些朋友很在意，稍微高一点就会焦虑得不行。但实际上，有些情况下，中性脂肪高有问题，而有些情况下，中性脂肪高并不会有什么问题。

不需要担心的情况是，只是因为摄入了脂肪而造成的中性脂肪偏高。例如，我在本书中推荐大家实践的“蛋白质、脂肪饮食”，吃了我推荐的富含脂肪的食物之后，这些脂肪会成为驱动我们身体的“汽油”，成为我们的能量。也就是说，吃进去的这些脂肪是我们生命活动所必需的能量，这时造成中性脂肪值偏高，并不用担心，也没必要去降低它。在控糖的过程中，摄入脂肪后，血液中的中性脂肪数值会升高，但空腹的时候，中性脂肪数值又会降下来，因此不需要担心。

“可是……中性脂肪高的话，不是有动脉硬化的危险吗？”还是会有朋友不能完全释怀。在糖质过多摄入的情况下，确实如此。摄入大量糖质

之后，为了降低血糖值我们会分泌胰岛素，在胰岛素的作用下，血液中的葡萄糖会转化为中性脂肪。也就是说，过多摄入糖质，我们血液中的中性脂肪值也会升高。前面讲过，糖质会对血管造成损伤。平时摄入糖质较多的人，如果中性脂肪值较高的话，那患上动脉硬化的风险会更高。

顺便介绍一下，中性脂肪的正常值范围是，空腹时 30~149 毫克 / 分升。但有些遗传基因异常的人，即使在断食状态下，中性脂肪值也会超过 1000 毫克 / 分升。这种情况下，必须通过服药来降低中性脂肪值，否则的话会引起胰腺炎。

中性脂肪值高的人，同样应该优先进行动脉硬化检查。尤其是中年男性，心血管出现堵塞的风险较大。

建议中年朋友每年进行 1 到 2 次颈动脉超声波检查和 ABI（踝臂指数）检查。如果发现异常，需要进行更精密的检查。如果心电图出现异常或者胸部出现不适症状，要做负荷心电图检查和运动平板试验。如果脑或心脏出现不适症状的话，就要做 MRI（磁共振成像）检查。如果头部出现不适症状，需要做脑部 MRI 检查。

如果确诊为动脉硬化，请按第 128 页的方法进行应对。

肝脏数值异常的人该如何控糖?

与酒精相比，糖质对肝脏的危害更大

肝脏出现问题，大多数朋友最先想到的就是“喝酒太多了”，但实际上，与酒精相比，“糖质＋胰岛素”的组合给肝脏造成的损害更大。也有很多完全不饮酒，但肝脏同样出了问题的人，调查他们的饮食习惯就会发现，他们平时摄入了太多的糖质。

长期过度摄入糖质，肝脏在胰岛素的影响下，会发生糖化和氧化反应。另外，胰岛素还具有向肝细胞输送营养的作用。我们不断摄入糖质后，胰岛素就持续将营养输送入肝细胞，就像已经满员的地铁，还有人不断往里面挤。结果，一个个肝细胞都膨胀起来，就形成了脂肪肝。再进一步发展下去的话，肝细胞会逐渐死亡、变黑，形成“斑块脂肪肝”状态。进而发展成非酒精性脂肪肝性肝炎，最终变成肝硬化、肝癌。

控糖之前的我，就已经检查出脂肪性肝炎。

在我给患者问诊的时候，常有患者担心地问：“如果完全不吃糖质的话，会不会造成肝损伤啊？”其实完全没有担心的必要。引起肝脏损伤的正是糖质，所以控糖、戒糖，对肝脏来说只有好处没有坏处。

不过也有例外，那就是错误地控糖。现实生活中我遇到过几个这样的病例，有的患者本来就很瘦，可还要戒糖，而且关键的是他们摄入的蛋白质和脂肪不足。糖质过剩会对肝脏造成损伤，但营养不足同样会引起肝功能不全，甚至导致肝癌。

顺便说一下，肝脏是再生能力很强的一个内脏器官，受到损伤后，只要控制饮食，严格限制糖质摄入，只需半年到一年时间，肝脏就会自行恢复。只要肝脏各项功能的数值恢复正常，就可以采取比较缓和的控糖饮食了，比如，1 顿饭允许摄入 40 克糖质。这时也不需要特殊的营养补剂来保肝护肝了。

痛风患者该如何控糖?

食物对尿酸值的影响微乎其微

痛风的朋友，或者担心自己患上痛风的朋友，往往都对虾、蟹、啤酒等嘌呤含量高的食物敬而远之。但实际上，这也是过时的健康观念。痛风的原因是嘌呤分解形成的尿酸。但是，从嘴里吃进去的嘌呤物质，与痛风之间并没有多大联系。要说对痛风的影响程度，我们体内制造的嘌呤要占到七八成，而从食物中摄入的嘌呤，只占两三成。

不管我们是否摄入了含有嘌呤的食物，我们体内每天都会自行制造约 0.5 克的尿酸。当然，如果不吃富含嘌呤的食物最好了，但也不必太过介意食物中的嘌呤含量。近些年，打着“零嘌呤”旗号的发泡酒非常畅销，但大家也许不知道，其实痛风患者痛恨的啤酒，嘌呤含量也很低。要选酒的话，我建议选“零糖”的才是正确的选择。

我们的身体为什么要制造尿酸，科学家还没有查明准确原因，但有种说法认为，身体制造尿酸是为了对抗氧化作用。我觉得有一定的道理。猫、狗等动物，可以在体内制造抗氧化的维生素 C，但我们人类不会自己制造维生素 C。因为这个原因，我们的身体制造了尿酸以代替维生素 C 的抗氧化作用。也就是说，当体内氧化很厉害的时候，身体就会不断制造出尿酸。**而胰岛素可以加快氧化作用，因此控糖、戒糖可以降低胰岛素分泌水平，也就可以降低尿酸的制造量。**实际上，完全控糖半年到一年后，人体的尿酸值就会下降。所以，我建议尿酸值比较高的朋友，在尿酸值完全恢复正常之前，最好保持零糖质摄入。

控糖之后，常会出现尿酸值暂时升高的情况，但是，只要严格限制糖质摄入，即使尿酸值高，也不会发作痛风。现实生活中，我指导控糖的患者中，没有一人发作痛风的。

痛风患者在控糖的同时，还要补充抗氧化作用的维生素 A、C、E。每天的摄入标准是，维生素 A 为 25000 国际单位，维生素 C 为 3000~10000 毫克，维生素 E 为 400~800 国际单位。

在痛风发作期间，仅靠控糖和补充维生素是无法改善症状的，需要服用镇痛剂和降尿酸的药物才行。将痛风症状控制下来后，长期坚持控糖和补充维生素，就可以改善体内的环境，降低尿酸值，让痛风不再发作，最终也就可以摆脱药物了。

情绪抑郁、易感倦怠的人该如何控糖？

“脑能量不足”使人抑郁

糖质摄入过度和营养不足，是造成人情绪抑郁或易感倦怠的重要原因。调查一下抑郁或易倦怠的人的日常饮食就会发现，他们大多对糖质有较强的依赖性，如果再进行血液检查的话，则会发现他们大多严重缺乏蛋白质。

显示我们体内蛋白质量的指标叫作“血尿素氮（BUN）”，血尿素氮的标准值是 8~22 毫克 / 分升，情绪抑郁的人血尿素氮的值通常只有 8~9 毫克 / 分升，较高的也只有 10~11 毫克 / 分升。同时，情绪抑郁的人也会缺铁，显示体内铁含量的指标叫作“铁蛋白”，标准值是男性 20~250 纳克 / 毫升，女性 10~80 纳克 / 毫升。但有些情绪抑郁的人体内的含铁量只有 1 纳克 / 毫升。尤其是闭经前的女性，铁蛋白极端不足的案例比比皆是。不管是蛋白质还是铁，都与脑内神经传导物质的生产有密切的关系，所以，缺乏这两种营养物质，人出现情绪方面的不稳定，也是必然的结果。换句话说，脑能量不足，必然会导致抑郁情绪的产生。

改善抑郁情绪的 4 个对策

【对策 1】控糖 + 补铁 + 高蛋白质

经过我调查，抑郁症患者的日常饮食要么是“只有糖质”，要么是“糖质 + 蔬菜”。而且，很多抑郁症患者数十年都坚持这样的饮食习惯，肠胃的消化吸收功能已经很弱，这种情况下，还没有办法简单粗暴地控糖。如果一开始就让他们吃肉、蛋、鱼等高蛋白食物，不仅不易吸收，还容易给肠胃造成负担。所以，抑郁症患者要先从适量控糖开始，然后慢慢增加动物性蛋白质食物，才能让身体逐渐适应健康的饮食习惯。

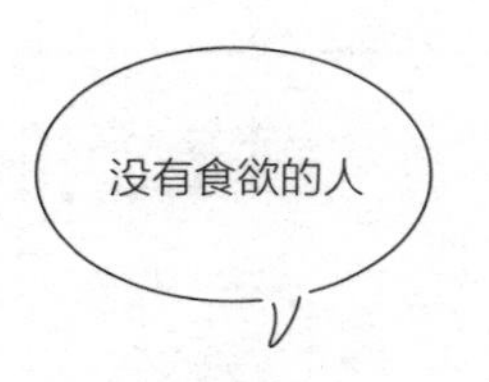

借助蛋白粉补充蛋白质

胃肠功能比较弱的人，如果一开始就吃肉、蛋、鱼等高蛋白食物，不仅不易吸收，还容易给肠胃造成负担。这样的朋友一开始可以通过服用蛋白粉来补充蛋白质。1 天服用的蛋白粉控制在 20 克 ×（2~3）次比较理想，但这也做不到的朋友，可以从每次 5 克开始，适应后再逐渐加量。

温泉蛋容易吸收

吃肉不容易消化的朋友，可以吃半熟的温泉蛋，温泉蛋比较容易消化吸收。适应一段时间之后，可以变换花样，比如炒鸡蛋、煎荷包蛋等。

铁可以通过营养补剂进行补充

铁是我们的身体在制造能量的过程中必不可少的一种营养物质。铁不足的话，脑细胞缺乏能量，就容易出现情绪抑郁或者紧张。抑郁症患者通过正常食物难以获得足够的铁，这时可以考虑服用含铁的营养补剂，我推荐服用“螯合铁”（请参见第 77 页），1 次服用 36 毫克，早晚各 1 次即可。

【对策 2】补充烟酸

烟酸是 B 族维生素的一种，具有抗焦虑的作用，可以帮我们维持精神、情绪的稳定。它不仅可以治疗焦虑症、抑郁症，还对失眠、统合失调症等精神疾患具有显著效果。但烟酸摄入过量会引起面部潮红、皮肤瘙痒等不良反应，为防止不良反应的发生，我们应该循序渐进地补充烟酸。顺序是维生素 C→烟酰胺→烟酸。步骤、用量一定要慎重，具体方法请参见第 122 页的介绍。

【对策 3】必要的情况下可使用止血剂

闭经前的女性，因为经期要出血，而大量出血会引起铁的过度流失。在这种情况下，有的时候补铁反而会造成月经出血量的增加。这样的话，补铁剂起不到作用，无法改善缺铁性贫血的症状。如果遇到这种情况，我建议患者可以先服用“氨甲环酸”等止血剂，减少月经出血量。截断了根本原因，补充的铁才会慢慢在体内储存下来。

服用低剂量的避孕药也会使生理期的出血量减少。但是，在日本使用这种方法减少月经出血量属于非主流，很多医生也反对这种做法。

如果您去医院向医生提出这个想法，搞不好会被医生臭骂一顿。

【对策 4】补充维生素 D

抑郁症患者大多缺乏维生素 D，其实也可以反过来说，维生素 D 缺乏症的症状之一就是情绪抑郁。而补充维生素 D 之后，不少抑郁症患者的病情都有所改善。而且，维生素 D 还有很好的抗炎效果，因为糖质摄入过多引起的体内炎症，也可以通过补充维生素 D 来改善。维生素 D 的每日补充标准是 5000 国际单位。为防止维生素 D 摄入过多带来的不良反应，应该在摄取维生素 D 的同时摄取维生素 K。另外，晒太阳的时候，我们体内也会自行生成维生素 D，所以建议大家每天至少进行 20 分钟日光浴。

晒太阳的时候，我们体内会自行生成维生素 D

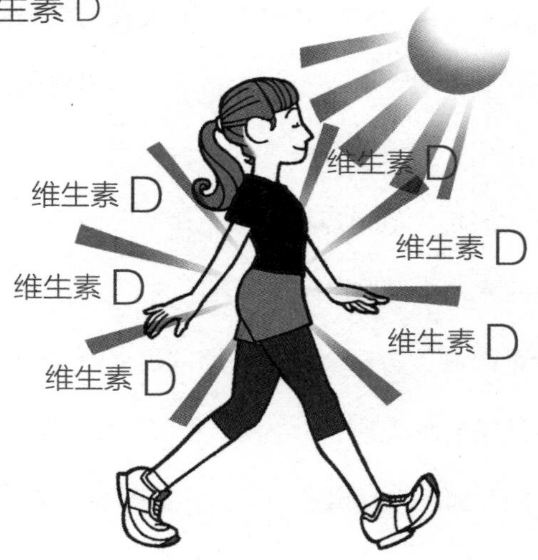

日本全国除了冲绳地区、除了夏季，只有中午前后的日照可以让人体合成维生素 D。所以，晒日光浴的话要选太阳最大的时候。

癌症患者该如何控糖？

戒糖＋大量维生素＋高蛋白质

最新研究表明，糖质和癌症存在密切关系。关键点有以下两个：

第一，过多摄入的糖质，会成为癌细胞的能量来源。所以，摄入糖质就等于给癌细胞喂饲料。

第二，糖质还是制造癌细胞的原材料。

总而言之，癌细胞最喜欢糖质，我们摄入的糖质越多，癌细胞越高兴、越有活力。从另一个角度说，只要控制糖质摄入，就相当于断了癌细胞的粮草。特别是胃癌、肠癌、肺癌、乳腺癌等腺体组织发生的癌症，与糖质的关系更为密切。

但癌症是一种非常强大且顽固的疾病，通过控糖虽然可以抑制癌细胞增殖的速度，但想全部杀死癌细胞，是不太现实的。要想治愈癌症，除了控糖，还要同时进行高蛋白质、高浓度维生素 C 治疗。

调查癌症患者的日常饮食，会发现基本上 100% 的癌症患者在平时都摄入了太多的糖质，同时伴有蛋白质不足的情况。平时摄入很多糖质的人，身体里不可能有足够的蛋白质。我们体内的重要免疫细胞——自然杀伤细胞（NK 细胞）会发现癌细胞、攻击癌细胞，而自然杀伤细胞的重要原材料是蛋白质。身体里蛋白质不足的话，就没有足够的原料制造自然杀伤细胞，那么没有可以抵御癌细胞的免疫细胞，癌细胞便可以为所欲为了。

所以，要打造一副不容易患癌的身体，戒糖加高蛋白质饮食是必需的。

下面我介绍两个治疗癌症的控糖案例，供大家参考。

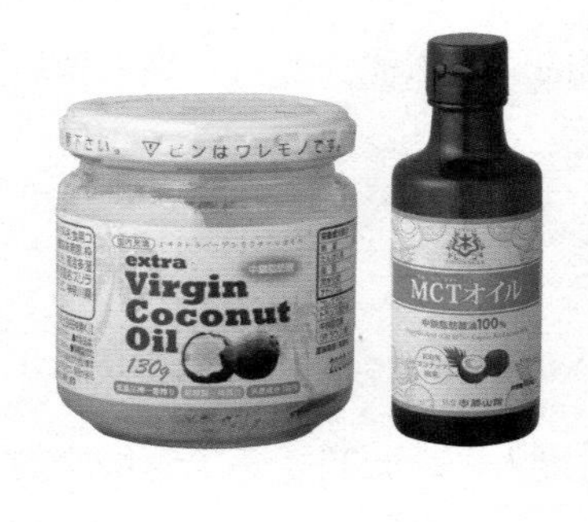

增加抗癌“酮体”的油

限制糖质摄入后，我们体内的一种物质——“酮体”就会增加。最近，“酮体”备受关注，因为科学家发现“酮体”具有抑制癌细胞的效果。但其中的原理和机制尚不清楚。摄入 MCT 油、椰子油，可以增加体内的酮体。大家每天做菜的时候可以适当添加上述两种食用油。MCT 油怕高温，所以尽量不要用 MCT 油煎炒食物，可以在凉拌菜中添加。也可以用 MCT 油拌蛋白粉食用。1 次服用 36 毫克，早晚各 1 次即可。

【病例 1】女性肝癌患者（74 岁）的病例

有一位 74 岁的女性，被查出肝脏长了一个 6 厘米大的恶性肿瘤，这位患者来我这里问诊的时候，癌细胞就快发生转移了。

她家乡当地的医院已经告诉她："治不好了。"因为肿瘤太大，已经无法手术。医生说："要么使用全身抗癌剂，要么选择放射疗法。"但这位患者对上述治疗方法都有抵触心理。于是，她通过上网查询，找到了我的诊所。

这位女患者的 BMI 为 28.3，属于肥胖体型，还患有高血压和糖尿病。长期服用他汀类药物，因为高胰岛素水平，而并发了多种生活习惯病。

我先询问了她的日常饮食，果然以糖质为主。我对她的治疗方案是首先戒糖，通过输液补充高浓度维生素 C，皮下注射 OK432 制剂（免疫疗法）。维生素 C 输液，两周内共计 6 次，从 25 克开始，第三次便加量到 100 克。

原本已经被医生宣判"死刑"的这位患者，经过上述治疗，AFP（肝癌的肿瘤标志物）由 382.3 降到了 342.5，PIVKA-II（异常凝血酶原）定量由 2118 降到了 1944。AFP 和 PIVKA-II 都是肝癌的标志性指标。结果，这位患者的这两个指标都回归了正常。

【病例 2】女性宫颈癌患者（60 岁）的病例

这位 60 岁的女性患者在大医院检查出宫颈癌的时候，医生对她说："治疗癌症的三大方法——手术、放疗、抗癌药物，都得用到你身上了。但结果也不容乐观。”可这位患者不想用这些疗法，辗转去了好几家国立大医院和癌症专科医院后，找到了我。

这位患者，饮食生活中摄入了太多的糖质。

于是，我对她进行了戒糖、高浓度维生素 C 输液、皮下注射 OK432 制剂的疗法，同时还进行了只针对癌症部位的放射治疗。

高浓度维生素 C 输液进行了 16 次以上。最后一次输液的维生素 C 量达到了 100 克，但只用 2~3 小时就输完了。

这样治疗的结果，患者骨盆内淋巴结中最后残留的癌细胞也消失了。

然后也没有发现癌细胞转移点，肿瘤标志物的数值也恢复了正常。肿瘤标志物指标之一的 SCC（鳞状上皮细胞癌抗原）由原来的 3.0 纳克 / 毫升降到了 1.0 纳克 / 毫升以下（2.0 纳克 / 毫升以下即为正常）。

戒糖和高浓度维生素 C 疗法不仅让这位患者战胜了癌症，还摆脱了常年服用的降胆固醇药物。

后记

您能坚持读到最后，请收下我诚挚的谢意！

作为一名内科医生，在工作中我接诊了数不清的患者，正如本书讲到过的，我不仅治疗糖尿病患者，还为过敏症、抑郁症、癌症等各种疾病的患者进行过治疗和生活指导。在工作实践中我发现，这些患者的日常饮食习惯几乎无一例外都是糖质摄入过度，结果造成其他营养物质严重缺乏。

药物，对于抑制疾病的症状非常有用，但如果只依赖药物来抑制症状，那么我就容易陷入本末倒置的境地，因为我们忽视了产生疾病的根本原因。如果为了治病，经常跑医院，那么医生每次开的药可能都一样。服用这些药物也许可以缓解症状，抑制病情进一步恶化，但如果不从生活方式上做根本改变的话，疾病不会得到彻底治愈，而长期服药说不定还会缩短患者的寿命。

我认为仅靠药物治疗疾病，是一件非常遗憾的事情，因为治标不治本。只有当我们改变对健康的“思维方式”，“通过自身的改变，阻断产生疾病的因子”，才能让我们的病情好转，才能让我们重新获得健康。我以前很胖的时候，得了脂肪肝，还被列入糖尿病高危人群，每天我都感觉浑身无力、疲惫不堪，过人行横道时如果急走几步，就会上气不接下气喘得不行。但是，我通过控糖减重 14 千克之后，肝脏指标恢复正常，身体感觉轻松很多，工作再忙也不会觉得累，每天开心得不得了。

“观念”的转变，让我完全变了一个人。

之前我写过一本书，名叫《不依赖药物降血糖的方法》，书中我详细介绍了通过饮食控糖的好处。后来，在控糖的基础上，我又加入了维生素、矿物质疗法，对各种生活习惯病、症状都有一定的改善效果。

我把这些新的理念和治疗方法，都写入本书之中。

请大家从今天开始，改变自己的观念，“我的健康由自己守护”“医生和药物只是最后的手段”，然后践行本书中的控糖方法。第一步，就是通过日常饮食补充足够的蛋白质。

最后，如果这本书能为您的健康起到哪怕是一点点的帮助，我也会感到万分荣幸和欣慰!

水野雅登

找出适合自己
的控糖模式，
才会一直瘦下去！

著作权合同登记号：图字 18-2022-34

图书在版编目（CIP）数据

控糖生活 /（日）水野雅登著；郭勇译. -- 长沙：湖南科学技术出版社，2022.5（2025.2重印）
ISBN 978-7-5710-1530-5

Ⅰ.①控… Ⅱ.①水… ②郭… Ⅲ.①减肥-食物疗法 Ⅳ.①R247.1

中国版本图书馆CIP数据核字（2022）第059891号

上架建议：畅销·健康生活

KONGTANG SHENGHUO
控糖生活

作　　者：［日］水野雅登
译　　者：郭　勇
出 版 人：潘晓山
责任编辑：刘　竞
监　　制：邢越超
策划编辑：李彩萍
特约编辑：尹　晶
版权支持：金　哲
营销支持：文刀刀　周　茜
装帧设计：利　锐
出　　版：湖南科学技术出版社
（湖南省长沙市湘雅路 276 号　邮编：410008）
网　　址：www.hnwy.net
印　　刷：河北尚唐印刷包装有限公司
经　　销：新华书店
开　　本：680mm × 955mm　1/16
字　　数：103 千字
印　　张：10
版　　次：2022 年 5 月第 1 版
印　　次：2025 年 2 月第 3 次印刷
书　　号：ISBN 978-7-5710-1530-5
定　　价：58.00 元

若有质量问题，请致电质量监督电话：010-59096394
团购电话：010-59320018

控糖打卡

月份：

30 天体重打卡

初始体重

目标体重

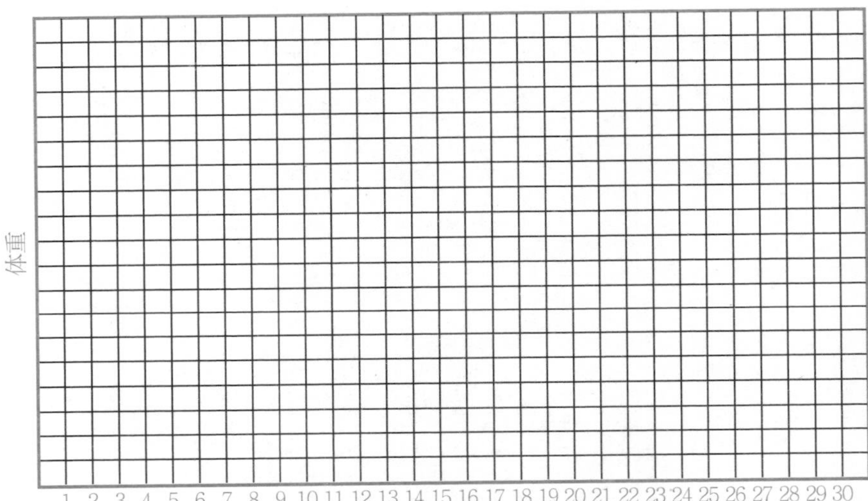

	日期	体重	↑/↓
1			
2			
3			
4			
5			
6			
7			
8			
9			
10			
11			
12			
13			
14			
15			

	日期	体重	↑/↓
16			
17			
18			
19			
20			
21			
22			
23			
24			
25			
26			
27			
28			
29			
30			

月份：　　　　　　　　　　30 天体重打卡

初始体重　　　　　　　　　目标体重

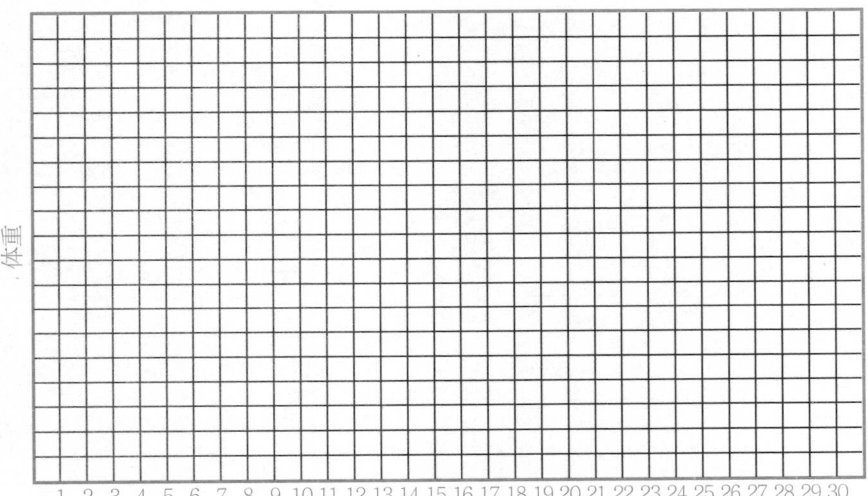

	日期	体重	↑/↓
1			
2			
3			
4			
5			
6			
7			
8			
9			
10			
11			
12			
13			
14			
15			

	日期	体重	↑/↓
16			
17			
18			
19			
20			
21			
22			
23			
24			
25			
26			
27			
28			
29			
30			

月份：　　　　　　　　　　30 天体重打卡

初始体重　　　　　　　　　　目标体重

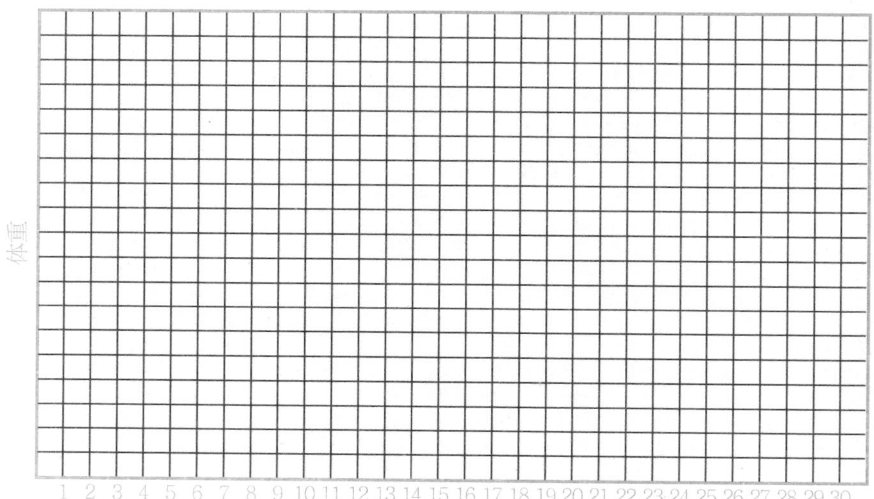

	日期	体重	↑/↓
1			
2			
3			
4			
5			
6			
7			
8			
9			
10			
11			
12			
13			
14			
15			

	日期	体重	↑/↓
16			
17			
18			
19			
20			
21			
22			
23			
24			
25			
26			
27			
28			
29			
30			

月份：　　　　　　　　　　30天体重打卡

初始体重　　　　　　　　　　目标体重

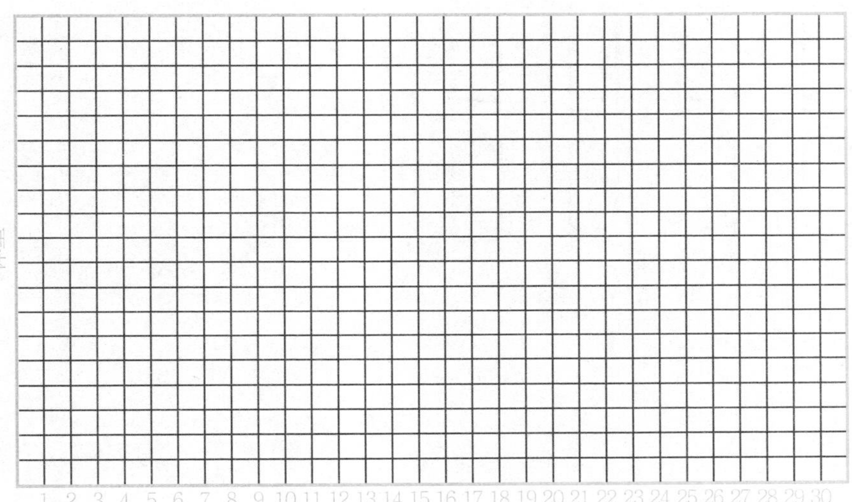

	日期	体重	↑/↓
1			
2			
3			
4			
5			
6			
7			
8			
9			
10			
11			
12			
13			
14			
15			

	日期	体重	↑/↓
16			
17			
18			
19			
20			
21			
22			
23			
24			
25			
26			
27			
28			
29			
30			

每日控糖打卡

每喝一杯水，注满一个杯

惊喜时刻

早晨体重：

睡前体重：

饮食打卡

早餐

午餐

晚餐

加餐

笔记：

今天你运动了吗？

运动项目：	
完成 ○	未完成 ○
运动时间：	消耗热量：
完成 ○	未完成 ○
运动时间：	消耗热量：
完成 ○	未完成 ○

每日控糖打卡

每喝一杯水，注满一个杯

惊喜时刻

早晨体重：________________

睡前体重：________________

饮食打卡

早餐________________

午餐________________

晚餐________________

加餐________________

笔记：

今天你运动了吗？

运动项目：	
完成 ○	未完成 ○
运动时间：	消耗热量：
完成 ○	未完成 ○
运动时间：	消耗热量：
完成 ○	未完成 ○

每日控糖打卡

每喝一杯水，注满一个杯

惊喜时刻

早晨体重：

睡前体重：

饮食打卡

早餐

午餐

晚餐

加餐

笔记：

今天你运动了吗？

运动项目：	
完成 ○	未完成 ○
运动时间：	消耗热量：
完成 ○	未完成 ○
运动时间：	消耗热量：
完成 ○	未完成 ○

每日控糖打卡

每喝一杯水，注满一个杯

惊喜时刻

早晨体重：

睡前体重：

饮食打卡

早餐

午餐

晚餐

加餐

笔记：

今天你运动了吗？

运动项目：	
完成 ○	未完成 ○
运动时间：	消耗热量：
完成 ○	未完成 ○
运动时间：	消耗热量：
完成 ○	未完成 ○

每日控糖打卡

每喝一杯水，注满一个杯

惊喜时刻

早晨体重：

睡前体重：

饮食打卡

早餐

午餐

晚餐

加餐

笔记：

今天你运动了吗?

运动项目：	
完成 ○	未完成 ○
运动时间：	消耗热量：
完成 ○	未完成 ○
运动时间：	消耗热量：
完成 ○	未完成 ○

每日控糖打卡

每喝一杯水，注满一个杯

惊喜时刻

早晨体重：

睡前体重：

饮食打卡

早餐

午餐

晚餐

加餐

笔记：

今天你运动了吗？

运动项目：	
完成 ○	未完成 ○
运动时间：	消耗热量：
完成 ○	未完成 ○
运动时间：	消耗热量：
完成 ○	未完成 ○

每日控糖打卡

每喝一杯水，注满一个杯

惊喜时刻

早晨体重：

睡前体重：

饮食打卡

早餐

午餐

晚餐

加餐

笔记：

今天你运动了吗？

运动项目：	
完成 ○	未完成 ○
运动时间：	消耗热量：
完成 ○	未完成 ○
运动时间：	消耗热量：
完成 ○	未完成 ○

每日控糖打卡

每喝一杯水，注满一个杯

惊喜时刻

早晨体重：

睡前体重：

饮食打卡

早餐

午餐

晚餐

加餐

笔记：

今天你运动了吗？

运动项目：	
完成 ○	未完成 ○
运动时间：	消耗热量：
完成 ○	未完成 ○
运动时间：	消耗热量：
完成 ○	未完成 ○

每日控糖打卡

每喝一杯水，注满一个杯

惊喜时刻

早晨体重：

睡前体重：

饮食打卡

早餐

午餐

晚餐

加餐

笔记：

今天你运动了吗？

运动项目：	
完成 ○	未完成 ○
运动时间：	消耗热量：
完成 ○	未完成 ○
运动时间：	消耗热量：
完成 ○	未完成 ○

每日控糖打卡

每喝一杯水，注满一个杯

惊喜时刻

早晨体重：

睡前体重：

饮食打卡

早餐

午餐

晚餐

加餐

笔记：

今天你运动了吗?

运动项目：	
完成 ○	未完成 ○
运动时间：	消耗热量：
完成 ○	未完成 ○
运动时间：	消耗热量：
完成 ○	未完成 ○

每日控糖打卡

每喝一杯水，注满一个杯

惊喜时刻

早晨体重：

睡前体重：

饮食打卡

早餐

午餐

晚餐

加餐

笔记：

今天你运动了吗？

运动项目：	
完成 ○	未完成 ○
运动时间：	消耗热量：
完成 ○	未完成 ○
运动时间：	消耗热量：
完成 ○	未完成 ○

每日控糖打卡

每喝一杯水，注满一个杯

惊喜时刻

早晨体重：

睡前体重：

饮食打卡

早餐

午餐

晚餐

加餐

笔记：

今天你运动了吗？

运动项目：	
完成 ○	未完成 ○
运动时间：	消耗热量：
完成 ○	未完成 ○
运动时间：	消耗热量：
完成 ○	未完成 ○

每日控糖打卡

每喝一杯水，注满一个杯

惊喜时刻

早晨体重：

睡前体重：

饮食打卡

早餐

午餐

晚餐

加餐

笔记：

今天你运动了吗？

运动项目：	
完成 ○	未完成 ○
运动时间：	消耗热量：
完成 ○	未完成 ○
运动时间：	消耗热量：
完成 ○	未完成 ○

每日控糖打卡

每喝一杯水，注满一个杯

惊喜时刻

早晨体重：

睡前体重：

饮食打卡

早餐

午餐

晚餐

加餐

笔记：

今天你运动了吗？

运动项目：	
完成 ○	未完成 ○
运动时间：	消耗热量：
完成 ○	未完成 ○
运动时间：	消耗热量：
完成 ○	未完成 ○

每日控糖打卡

每喝一杯水，注满一个杯

惊喜时刻

早晨体重：

睡前体重：

饮食打卡

早餐

午餐

晚餐

加餐

笔记：

今天你运动了吗？

运动项目：	
完成 ○	未完成 ○
运动时间：	消耗热量：
完成 ○	未完成 ○
运动时间：	消耗热量：
完成 ○	未完成 ○

每日控糖打卡

每喝一杯水，注满一个杯

惊喜时刻

早晨体重：

睡前体重：

饮食打卡

早餐

午餐

晚餐

加餐

笔记：

今天你运动了吗?

运动项目：	
完成 ○	未完成 ○
运动时间：	消耗热量：
完成 ○	未完成 ○
运动时间：	消耗热量：
完成 ○	未完成 ○

每日控糖打卡

每喝一杯水，注满一个杯

惊喜时刻

早晨体重：

睡前体重：

饮食打卡

早餐

午餐

晚餐

加餐

笔记：

今天你运动了吗？

运动项目：	
完成 ○	未完成 ○
运动时间：	消耗热量：
完成 ○	未完成 ○
运动时间：	消耗热量：
完成 ○	未完成 ○

每日控糖打卡

每喝一杯水，注满一个杯

惊喜时刻

早晨体重：

睡前体重：

饮食打卡

早餐

午餐

晚餐

加餐

笔记：

今天你运动了吗？

运动项目：	
完成 ○	未完成 ○
运动时间：	消耗热量：
完成 ○	未完成 ○
运动时间：	消耗热量：
完成 ○	未完成 ○

每日控糖打卡

每喝一杯水，注满一个杯

笔记：

惊喜时刻

早晨体重：

睡前体重：

饮食打卡

早餐

午餐

晚餐

加餐

今天你运动了吗?

运动项目：	
完成 ○	未完成 ○
运动时间：	消耗热量：
完成 ○	未完成 ○
运动时间：	消耗热量：
完成 ○	未完成 ○

每日控糖打卡

每喝一杯水，注满一个杯

惊喜时刻

早晨体重：

睡前体重：

饮食打卡

早餐

午餐

晚餐

加餐

笔记：

今天你运动了吗？

运动项目：	
完成 ○	未完成 ○
运动时间：	消耗热量：
完成 ○	未完成 ○
运动时间：	消耗热量：
完成 ○	未完成 ○

月度身体维度打卡

初始体重

KG

日期____________

胸围____________

腰围____________

臀围____________

上臂围____________

大腿围____________

小腿围____________

腰臀比____________

BMI____________

体脂率____________

肌肉率____________

目标体重

KG

日期____________

胸围____________

腰围____________

臀围____________

上臂围____________

大腿围____________

小腿围____________

腰臀比____________

BMI____________

体脂率____________

肌肉率____________

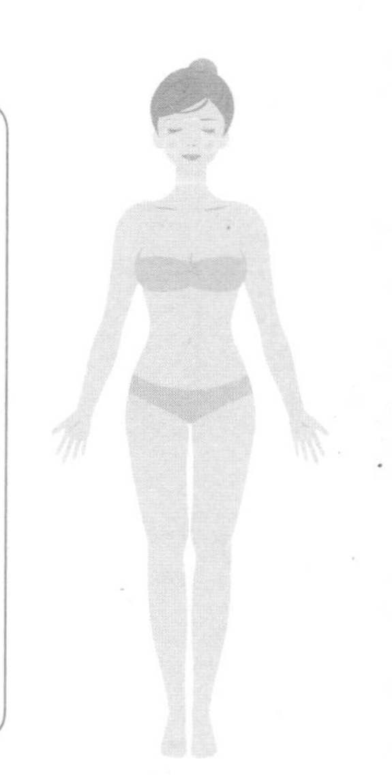

_____ → _____

周	体重	胸围	腰围	臀围	上臂	大腿	小腿
第一周							
第二周							
第三周							
第四周							

笔记：

❖ 腰臀比 = 腰围 ÷ 臀围　男性 <0.9　女性 <0.8

❖ BMI= 体重（KG）/ 身高^2（M）　健康区间：18.5—23.9

月度身体维度打卡

初始体重

KG

日期________
胸围________
腰围________
臀围________
上臂围________
大腿围________
小腿围________
腰臀比________
BMI________
体脂率________
肌肉率________

目标体重

KG

日期________
胸围________
腰围________
臀围________
上臂围________
大腿围________
小腿围________
腰臀比________
BMI________
体脂率________
肌肉率________

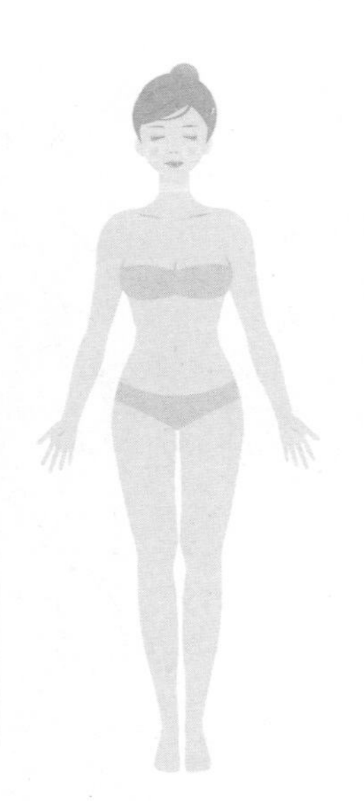

____ → ____

周	体重	胸围	腰围	臀围	上臂	大腿	小腿
第一周							
第二周							
第三周							
第四周							

笔记：

❖ 腰臀比 = 腰围 ÷ 臀围　男性 <0.9　女性 <0.8

❖ BMI= 体重（KG）/ 身高^2（M）　健康区间：18.5—23.9

月度身体维度打卡

初始体重

KG

日期________
胸围________
腰围________
臀围________
上臂围________
大腿围________
小腿围________
腰臀比________
BMI________
体脂率________
肌肉率________

目标体重

KG

日期________
胸围________
腰围________
臀围________
上臂围________
大腿围________
小腿围________
腰臀比________
BMI________
体脂率________
肌肉率________

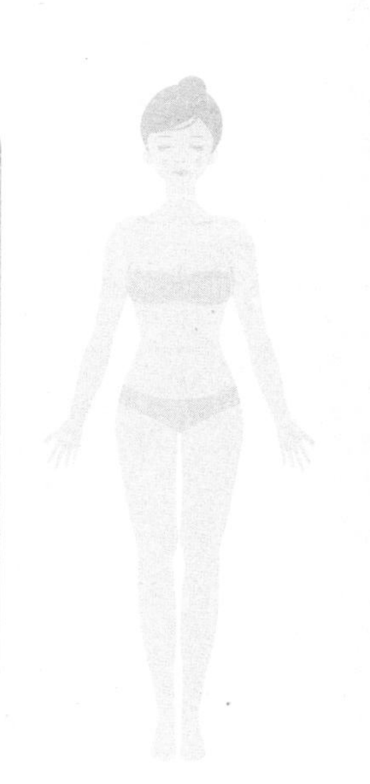

______ → ______

周	体重	胸围	腰围	臀围	上臂	大腿	小腿
第一周							
第二周							
第三周							
第四周							

笔记：

❖ 腰臀比 = 腰围 ÷ 臀围　男性 <0.9　女性 <0.8

❖ BMI= 体重（KG）/ 身高 ^{2}（M）　健康区间：18.5—23.9

月度身体维度打卡

初始体重

KG

日期______________

胸围______________

腰围______________

臀围______________

上臂围______________

大腿围______________

小腿围______________

腰臀比______________

BMI______________

体脂率______________

肌肉率______________

目标体重

KG

日期______________

胸围______________

腰围______________

臀围______________

上臂围______________

大腿围______________

小腿围______________

腰臀比______________

BMI______________

体脂率______________

肌肉率______________

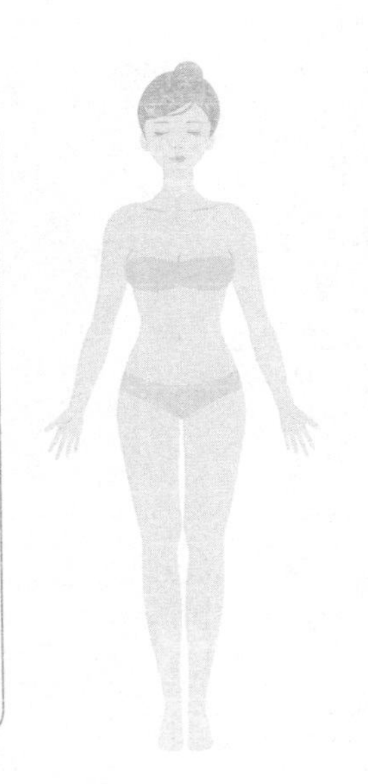

_____ → _____

周	体重	胸围	腰围	臀围	上臂	大腿	小腿
第一周							
第二周							
第三周							
第四周							

笔记：

❖ 腰臀比 = 腰围 ÷ 臀围　男性 <0.9　女性 <0.8

❖ BMI= 体重（KG）/ 身高 ^{2}（M）　健康区间：18.5—23.9

控糖复盘
笔记：

控糖复盘
笔记：

控糖复盘
笔记: